はじめての
ストレス心理学

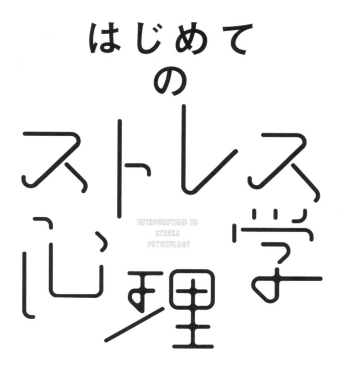

INTRODUCTION TO
STRESS
PSYCHOLOGY

MITSUE NAGAMINE

永岑光恵

岩崎学術出版社

まえがき

　ストレスから解放されたらどんなに幸せなことか——そう望みながらも「ストレスは私たちと共にあります」。解放されたかと思うと，また次のストレスに悩まされる。こうした経験を繰り返してきた人は多いのではないでしょうか。

　では，どうしたらストレスから解放されるのか。これは，ストレスを「悪いもの」と捉えているからこそ立ち現れてくる問いではないでしょうか。悪いもの，不快なものから私たちは遠ざかりたいですし，関わりたくないと思うのは当然のことです。

　しかし，本書ではこの問いを見直すことから始めてみたいと思います。この「ストレスは悪いもの」という捉え方は正しいのか，と。本書の最大の目的は，この捉え方から解放され，ストレスを再考するきっかけを提供することです。

　ストレスを専門的に学ぶ機会は，心理学や医学，またスポーツ科学の領域が最も多いでしょう。それは，ストレスが健康やパフォーマンスと深く関連しているからです。本書では，ストレスの心理学的・生理学的両側面からの理解を目指します。心や体に関心をおもちの人にとって，ストレスは，心と体の相互作用に迫れる大変興味深い研究領域であるといえます。また，専門的ではなくとも，ストレスは誰にとっても身近なテーマですから，心理学の初学者にとってもストレスの学びを通して自分自身の理解を深めることができます。さらにこうしたストレス心理学の知識がストレスを抱え，悩みをもつ人を理解する支えになると期待できます。

　本書は，私がこれまで担当してきたストレス関連の講義（防衛大学校での「ストレス管理論」および東京工業大学での「心理学C」）をもとに執筆して

います。科目は，主に学部3年生を受講生と想定して開講されていますが，心理学入門レベルの知識をもっている心理学の初学者にとっても読み進めやすい内容となっています。一部，ストレスの生物学的メカニズムを扱った節（第2章の3.「身体の仕組みから理解するストレス」）は，内分泌系や免疫系などを扱っており，専門用語に馴染みがない人にとっては難しく感じられるかもしれません。その場合は，そこは飛ばして読んでいただいても，その後の章の理解に影響しませんので，安心して次の章に進んでください。なお，初めからお読みいただいてもいいですし，特にご自分が興味を惹かれた箇所から読み進めていただいてもよいように，各章である程度完結するように構成しています。また，本書は，読むだけではなく，ワークに取り組みながら「自分ごと」として考えてもらえるように工夫しています。ぜひ，各ワークに取り組みながら，ストレスへの理解を深めていただければ嬉しいです。

　本書は2019年の秋に執筆を開始し，3年弱の年月をかけて書き上げました。その間，世界は大きな変化を余儀なくされました。世界規模でのCOVID-19の感染拡大やロシアによるウクライナ侵攻など，世界中で多くの人がストレスフルな状況に直面しています。誰しもがストレスとは無縁でいられません。しかし，悲観的になる必要はありません。歴史を振り返ればわかるように，戦争や災害の体験など，人々は過酷な体験を乗り越えて生きてきました。だからこそ，いま私たちはここにいるわけです。長期化したストレスに打ちのめされている人も，私たちには生まれながらにして備わっている回復力があることを知り，ストレスとの付き合い方を考え，日々の生活に，そして人生にその経験を活かして欲しいと強く願っています。

　「ストレスは自分を映す鏡」です。
　ストレスを深く理解することを通して，自分を知ることにつなげていきましょう。

目　次

第2章　ストレスに気づく

第3章　ストレスに対処する

本書で使用される統計記号について

本書で取り扱う研究事例では，統計法を用いた解析結果も最低限示しました。
以下に，各記号の簡単な説明をまとめておきます。各統計量の詳細は心理統
計学関連の書籍を参考にしてください（例えば，森敏昭・吉田寿夫編（1990）
「心理学のためのデータ解析テクニカルブック」北大路書房）。

χ^2　χ^2（カイ 2 乗）検定における統計量
t　　平均値の差の検定における統計量
r　　ピアソンの積率相関係数
p　　有意水準

第1章
ストレスを知る

ストレスという言葉はどのように使われているのでしょうか。第1章では，日常語となったストレスという言葉を，人々がイメージするものから読み解きます。その上で，ストレスの語源に遡り，ストレスとは何かを再考します。「ストレスは悪いもの」という捉え方から解放され，ストレスを知ることから始めましょう。

1．ストレスって何？

ストレスとは

「ストレスとは何ですか」と問われたら，あなたはどのように答えるでしょうか。日常的によく使っている言葉ですが，改めて「何か」と問われると戸惑われる人も多いのではないでしょうか。

実際，これまで筆者が大学で担当してきたストレスに関する講義で，この問いを投げかけた回のレスポンスシートには，

「そういわれてみると，なんと答えてよいものか……」
「言葉の意味を考えたことなんてなかった……」

といった受講生からの回答が多くみられました。そこで，まずは一度立ち止まって，「ストレス」という言葉について考えてみたいと思います。

私たちは，さまざまな経験を通して言葉を獲得し，それをコミュニケーションの中で使っています。「ストレス」という言葉も，さまざまな経験を通して獲得されてきたはずです。その獲得過程は人によって異なるかもしれませんが，これだけ広く日常的に使われる言葉になっていることから，この言葉からイメージされるものは多くの人々の間で共有できるでしょう。耳を澄ませば，通学・通勤の道中に，あちらこちらで「ストレス」という言葉が発せられていることに気づくことでしょう。

では，この言葉は，どのような文脈とセットになって私たちの記憶に保持されているのでしょうか。まずは，現代社会で多くの人が使っているストレスという言葉の正体を探ることから始めてみましょう。そして，その作業を

終えたのち，ストレスの語源へと話を進めていきたいと思います。

「ストレスとは＿＿＿＿＿」

　この下線には，何が入ると思いますか。まずはあなたなりに考えてみてください（ワーク①）。メモをしておくと，後で他者との考えと比較していくときに参考になります。

ワーク①　ストレスって何？

1. 個人ワーク：「ストレスとは＿＿＿＿＿」に当てはまる言葉を思いつくだけ挙げましょう。付箋紙に各自記入します。
2. グループワーク：4〜5人組でグループを形成し，個人ワークで出てきた全員分の付箋紙を使って KJ 法[1] を実施します。
3. グループごとに KJ 法の結果を発表します。

　授業では，まずは個々人で考え，回答を書いてもらい，その後，それを受講生同士の少人数グループで共有する，といった一連のワークをしています。
　受講生の中には，ストレスについて学びに来ているから，まずは講師側が定義づけるものではないか，という気持ちを持つ人も少なからずいます。この問いに対して戸惑いを見せたり，この問いについて考える意義は何だろうか，と疑問を投げかけたりすることもあります。
　定義を示すことは重要なことですし，辞書を引けば，意味を知ることはで

---

[1] KJ 法：川喜田（かわきた）（1970／2017）が創案したインタビューやブレインストーミングなどによって得られた言語データをもとに，問題解決に結びつけていくための方法。質的データの処理に適した方法論として広く使用されています。KJ 法の進め方としては，①付箋紙にそれぞれ言葉を記入し，②全部の付箋紙をばらばらに机に広げる，全体で確認・共有，③関連性のある付箋紙をまとめていく。その際，「「よいもの」「悪いもの」と評価しないようにする，④新しい付箋紙に赤字や青字などでグループ分けをする，⑤小グループから中・大グループへまとめていく，⑥グループ間に論理的な関連性ができるように配置していきます。例えば，「目的と手段」や「原因と結果」のグループ分けなどにする方法があります。

きます。しかし，この問いに自分なりに向き合うことなしに，定義を示して話を進めても，最終的に本書が目的としているストレス再考につながりません。そうしたことを踏まえると，ここでその人なりのストレスの捉え方を各自に問うておく必要性を強く感じます。

　では，どういう必要性でしょうか。

ストレスに対する信念

　ここで，ストレスから少し話が離れますが，私たちのもつ信念（belief）について考えておきたいと思います。

　私たちは，それぞれが経験を通して獲得，形成してきた信念を基盤として，人や物事に対する見方や人との関係性を構築していきます。困ったときに誰かが助けてくれたという経験を積み重ねてきた人は，他者に対する信頼感を育み，「人とは信頼に値するものである」という信念を形成していくと考えられます。そしてその信念は，私たちの行動に大きく影響を及ぼします。「人とは信頼に値する」という信念をもっている人は，そうではない人と比べて，何か困ったときに他者に相談する，という行動を起こしやすいです。一方，他者に対する信頼感が低い人は，「どうせ相談したって状況は変わらない」「これまでだってうまくいった試しがない」といったもっともらしい理由をつけ，他者に近づかないことで，相談する（接近する）という行動がとりにくくなります。

　このような信念は，私たちが普段意識することはなくとも，私たちのさまざまな行動に影響を及ぼしています。つまり，信念は経験の積み重ねによって形成され，通常その存在は意識されることはなく，無意識的に私たちの行動を方向づけているのです。

　では，そうした無意識的に形成された信念によって引き起こされた行動が，自分が予測した結果に必ずしも結びつかなかったら，と考えてみてください。

幼い頃の逆境体験（➡ p.113）などから，他者との間に信頼関係を築けなかった人が「人とは信頼関係に値するものではない」という信念をもってしまったことで，本来信頼してもよい人の助けを断ったり，無視したりすることで，孤立を深めてしまうなどの例が挙げられます。

　そう考えると，一度この信念と向き合ってみることが必要になりそうではないでしょうか。では，「向き合う」とはどういった行動でしょうか。

　例えば「あなたの信念はあまり好ましいものではないかもしれませんよ」と言われて，「はい，そうですね。変えたいと思います」と信念を変えることはとても難しいことです。また，たとえ変えたいと思っていても，そう簡単に変わるものでもないでしょう。むしろ，自分の信念を否定されることは受け入れがたいことですから，聞く耳をもたなくなってしまい，すでにもっていた信念をより強固なものとしてしまう危険性もあります。

　ではどうしたら，自分のもっている信念と向き合い，新たな信念の構築を進めることができるでしょうか。確かに信念は，そう簡単に変容するものではありません。しかし，人によっては，ある一つの出来事によってそれまでの自分の信念が大きく変わったと答えることがあります。

　しかし，それはその人にとってはそれまでの価値観を揺るがすような非常にインパクトの大きな出来事だったかもしれませんが，多くの人が日常生活で経験するとは限りません。そうすると，信念を変容させるにはある程度時間をかけていくことが必須となるでしょう。そして，その変容の過程において，人との対話を通しての気づきは大きな助けとなるものと考えています。

　私たち一人一人が経験，体験できることは限られています。人との対話を通して，自分では経験できないことを共有することで，さまざまな観点から多様性に気づくことができ，それが固定化された信念を柔らかく解きほぐし，新たな信念の構築へとつながっていくように感じています。

　先ほどの「ストレスとは＿＿＿＿」という問いを投げかける必要性はどこにあるのか，という話題に戻りましょう。実は，ここまでに述べてきた「信

念」の話と強く関連しているのです。

　つまり，「ストレスとは_____」の下線に入るのは，ストレスに対する信念そのもの，ないしは信念が強く反映された言葉です。本書の目的は，ストレスという身近にある言葉について，もう一度捉え直すことです。自分の信念に気づいてもらい，その信念を再考するきっかけを作りたいのです。そのため，この問いを個人に投げかけることで，まずは自分がもっているストレスに対する信念に気づき，そしてそれを他者と共有することで，周りの人々がもっている信念を知ることが可能です。それらの作業を通じて，共通点や相違点に気づき，固定化された信念を少し柔らかくした状態で，本書を読み進めてもらいたいと思います。最初の問いは，この各自の信念を揺さぶり，少し柔らかくするために必要なプロセスであると位置づけられます。

学生によるワーク①の回答例

　さて，それではここで他の人の「ストレスとは_____」の回答を見ていきましょう。さきほどメモしておいた回答も含まれているかもしれません。

　表1-1，表1-2をご覧ください。グループで取り組んでいる人は他の人の「ストレスとは_____」の多様な回答に驚かれた人もいるでしょう。これだけ多くのことを私たちはストレスという言葉で表現していたとすると，とても便利な言葉であると同時に，人によって意味している内容がだいぶ異なっていることに気づきます。こんなに人によって意味する内容が異なっていても，私たちの会話において「ストレス」という言葉を使って表現していて，会話に違和感を覚えたり，相手が何を伝えようとしているのかわからずに困惑したりすることはほとんどありません。それは，「ストレス」という言葉がもつ具体的な内容ではなく，何らかの共通性，ある種の共通したイメージが共有されているからでしょう。

　ではいったい，どのようなイメージなのでしょうか。次項で詳しく確認しましょう。

表 1-1　グループワークで出た回答例

誰しもがもっているもの，テスト，受験，敗北，通常のパフォーマンスができない，自尊心の低下常にあるもの，頭の中が整理されていない状態，早起き，超えるべき壁，顔が疲れている，身体への影響，生活リズムの崩れ，環境の変化，就活，逃避したくなる，試合，何もかもわからなくなる，心の重荷，ゼミ発表，研究，動悸・息切れ，ゲーム，寝不足，早起き，寝不足，不自由，違和感，将来へのプレッシャー，教員からのプレッシャー，周囲からの期待，予測できないこと，自分で制御できない状況勝手に涙が出る，徹夜，卒論　　　　　　　　　　　　　　　　　など

表 1-2　KJ 法でまとめた結果

・ストレスの「原因」となるもの

環境の変化，心の重荷，ゼミ発表，研究，就活，受験，敗北，試合，徹夜，卒論，ゲーム，テスト，早起き，寝不足，不自由，将来へのプレッシャー，教員からのプレッシャー，周囲からの期待，予測できないこと，自分で制御できない状況

・ストレスの「性質」となるもの

誰しもがもっているもの，常にあるもの，頭の中が整理されていない状態，超えるべき壁，逃避したくなる，何もかもわからなくなる

・ストレスの「結果」となるもの

身体への影響，発汗，手汗，動悸・息切れ，自尊心の低下，違和感，顔が疲れている，通常のパフォーマンスができない，生活リズムの崩れ，勝手に涙が出る，寝不足，早起き

2．ストレスの捉えられ方

ストレス＝悪いもの？

　これまで 10 年以上にわたってストレスに関する講義を担当してきましたが，皆さんが話したストレスに対する信念に大きな変化は認められませんでした。問い方によって回答の分布に多少の相違は認められるものの，およそ 4 割以上の人が明確に「ストレスは悪いもの」と捉えており，「ストレスの

影響は悪いものである」ことに同意する人は，同意しない人の倍以上いることが示されています。そしてこれは大学生だけではなく，勤労者においても同様の傾向が認められます[2]。**表 1-3** では，2018 年度〜 2021 年度にかけて実施した調査結果を示しています。

この 10 年間，大学生の捉え方が変化していないことや年代によるストレスの捉え方に差がみられないという事実は，非常に興味深いものです。年代によって，体験される出来事の質は大きく変わっていきます。複雑化した現代社会においてどの年代が憂いの少ない時期であるかを一般化することは困難ですが，それでも若者よりも社会人の方が世の中の荒波に揉まれ，日々の生活を営む上で，多くの大変な出来事に直面してきたと考えられます。

それにもかかわらず，ストレスを悪いものだ，と捉えている割合が同程度であることは，年代によってストレスの捉え方が変化するわけではないことを示唆していると考えられます。つまり，人々のストレスの捉え方はいったん獲得されると固定化されてしまうということです。

もちろん，常に同程度の割合で「ストレスは悪いものである」と捉える人がいるだけであって，個人の中で変動するものではないか，と考えることもできます。若い頃は「ストレスは悪いもの」だと思っていたけれど，歳を重ねて必ずしもそうではない，と思うようになる人もいるでしょうし，その反対の変化を示す人もいるかもしれません。それが同数であったら，見かけ上，年代の差がみられないだけで，捉え方は固定化されているとはいえないという解釈です。確かに，同一人物を時の経過に伴い調査し，捉え方が変わっていないかを確認しなければ，正確なことはいえません。

しかし，先に述べたように，信念というものはそう簡単に変容するものではありません。そのため，成人になるまで（もしかしたらもっと早い段階で）にそれらは形作られ，安定化している可能性が高いのではないでしょうか。

---

[2]「ストレスの影響は悪いものである」ことに同意も反対もしないと答えた人（「どちらでもない」）は 4 割程度おり，状況によって回答が変動する（どちらでもある）人もこの回答には含まれている可能性があります。

表 1-3　ストレスを悪いものと捉えている割合

	ストレスの影響は悪いものである				
	強く反対する	反対する	どちらでもない	同意する	強く同意する
学部生	0	17	56	37	21
％	0	13.0	42.7	28.2	16.0
大学院生	6	27	88	73	25
％	2.7	12.3	40.2	33.3	11.4
社会人	7	40	120	96	20
％	2.5	14.1	42.4	33.9	7.1

　ストレスの捉え方をここでは「ストレスに対する信念」と表現しています
が，ストレスに限らず，一人一人が幼い頃から獲得，形成してきた信念は，
人や物事に対する見方や人との関係性を構築していく上で土台となるもので
す。しかし，普段意識して日々を過ごすことはありません。幼い頃からの一
つ一つの経験，つまり直接的な経験だけでなく，周囲の人の様子を観察する
ことを通して体験される間接的な経験（観察学習，社会的学習ともいいます）
が信念を形作っているのです。

　特に，メディアを通した情報は信念形成において影響力をもつと考えられ
ています。「ストレス」という言葉とセットになって使われる言葉には「解消」
「軽減」などが多く，ストレスはなくしたり減らしたりすることが求められ
ている，というメッセージが伝わってきます。ストレスはなくし，軽減する
ことが求められている，という意識から，自動的にストレスはない方がよい，
つまりは「ストレスは悪いもの」という思考が自然とできあがってしまって
いるのではないでしょうか。

　このようにみてみると，無意識のうちに私たちのストレスに対する信念が
「悪いもの」として形成されている可能性があることに気づきます。

ストレスを「回避」するのは効果的か

　では，ストレスを悪いものと捉えることによって，私たちの行動はどのよ

うな影響を受けるのでしょうか。当たり前ですが，誰だって，「悪いもの」には積極的に向き合いたいとは思いません。

　ここで「ストレスは悪いもの」という信念と「ストレスに対処する方法として，よい方法は回避することである」という信念との間にある関連性をみてみましょう。**表 1-4** によると，「ストレスは悪いものである」「ストレスの影響は悪いものである」と捉えている人は，そうでない人と比べて，「回避することが良い対処法だ」と答える傾向にあることがわかります。

　また，「ストレスの影響は悪いものである」ことに「強く同意する人」の56％と，「同意する人」の63％は「ストレスに対処する方法として良い方法は回避することである」に「そうだ」「どちらかというとそうだ」と回答する一方で，「強く回答する」ないしは「反対する」人においては，16.7％，

表 1-4　ストレスを「悪いものと捉えている人」と「回避することが良い方法だと考えている人」の関連性

| | | | ストレスに対処する方法として良い方法は回避することである | | | | |
			1: そうだ	2: どちらかというとそうだ	3: どちらかというとちがう	4: ちがう	合計
ス ト レ ス の 影 響 は 悪 い も の で あ る	0: 強く反対する	度数	1	0	1	4	6
			16.7%	0.0%	16.7%	66.7%	100.0%
	1: 反対する	度数	3	2	14	8	27
			11.1%	7.4%	51.9%	29.6%	100.0%
	2: どちらでもない	度数	10	41	28	9	88
			11.4%	46.6%	31.8%	10.2%	100.0%
	3: 同意する	度数	10	36	20	7	73
			13.7%	49.3%	27.4%	9.6%	100.0%
	4: 強く同意する	度数	6	8	7	4	25
			24.0%	32.0%	28.0%	16.0%	100.0%
		度数	30	87	70	32	219
			13.7%	39.7%	32.0%	14.6%	100.0%

$\chi^2 (12) = 37.18, p < .001$

18.5％と非常に少ない割合となっており，関連性に相違が認められます。

　つまり，ストレスを悪いものと捉えることが，ストレス状況において積極的に向き合わず，自分にとってよくないことから離れるという行動と結びつきやすいということです。そして驚くべき結果ですが，ストレスに対処するよい方法として無意識的に選択した「回避」という行動は，ストレス低減には効果的ではないことが多くの研究で明らかにされています（Crum et al., 2013 など）。さらに，このようにストレスを悪いものだと捉えるネガティブな信念がより多くのネガティブな感情を体験していることにつながっていることも明らかにされています（Laferton et al., 2020）。

　もちろん，危険な状況に直面したときに，その場から逃げることは決して悪いことではありません。逃げるべきところで逃げ，避けるべきところで避けることは私たちが自分を守って生き延びていくためにはとても大切なことです。ここで注意しておきたいことは，避けること自体が悪いのではなく，「危険であるということを認識しないようにする，そのような状況を無視し続ける」と行動する傾向があることです。自分にとって好ましくない状況に陥った際，その状況に直面せず，逃げるだけで，そこでしかできない体験を次に活かせる可能性を失っているとしたら，もったいないことです。また，ストレスに対するネガティブな信念それ自体が，日々体験されるさまざまな出来事に対して自動的にネガティブな感情を誘発していたり，さまざまな新たな出来事への挑戦を遠ざけることになったりしたら，それはとても残念なことではないでしょうか。

ストレスの捉え方と精神的回復力

　近年，特に心理学，精神医学の分野で注目されている概念に「精神的回復力（レジリエンス）」というものがあります。レジリエンスの詳細については，第 4 章で扱いますが，ストレスの捉え方との間に興味深い関連性があるのです。

　例えば，ストレスは悪いものであるとネガティブに捉えている人とポジティブに捉えている人[3]を比較すると，レジリエンスの得点に顕著な相違が認められたのです。A社という会社の調査によると，ストレスをネガティブに捉えている人は，ポジティブに捉えている人と比べて，レジリエンスの得点が有意に低いという結果を示しています（**図 1-1**）。また，どちらでもない人も，ポジティブな人に比べると，レジリエンス得点は有意に低くなっています。

　因果関係については慎重に検討していかなければいけませんが，この結果からみえてくることは，ストレスを悪いものと捉えている人は，困難な状況において，精神的回復力をうまく発揮できていなさそうだということです。

　ストレスを悪だと捉えるネガティブな信念について再考することは，大げ

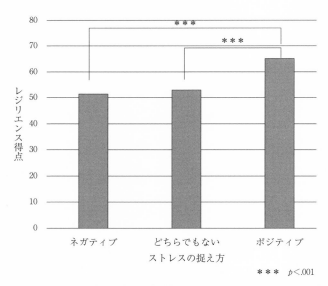

*** $p<.001$

図 1-1　ストレスの捉え方とレジリエンス得点との関係（2019 年度）

---

[3] クラムら（Crum et al, 2013）が開発したストレスマインドセットの質問紙では，ストレスに有害な側面があると捉える項目とストレスには有益な側面があると捉える項目への回答から，ストレスの捉え方をネガティブ，ポジティブと区別しています。

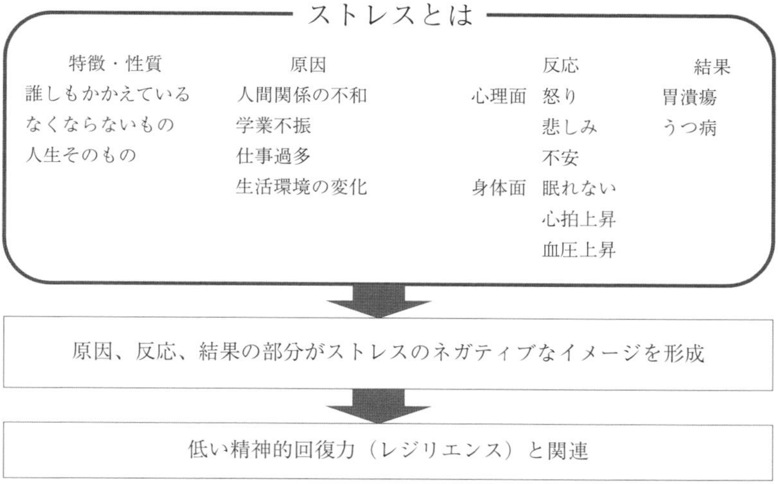

```
┌──────────── ストレスとは ────────────┐
│                                                          │
│   特徴・性質        原因            反応          結果   │
│  誰しもかかえている  人間関係の不和   心理面 怒り     胃潰瘍  │
│  なくならないもの    学業不振             悲しみ    うつ病  │
│  人生そのもの       仕事過多             不安            │
│                  生活環境の変化    身体面 眠れない         │
│                                     心拍上昇         │
│                                     血圧上昇         │
│                                                          │
└──────────────────────────────────────┘
                        ▼
┌──────────────────────────────────────┐
│   原因、反応、結果の部分がストレスのネガティブなイメージを形成   │
└──────────────────────────────────────┘
                        ▼
┌──────────────────────────────────────┐
│       低い精神的回復力（レジリエンス）と関連            │
└──────────────────────────────────────┘
```

図 1-2　ストレスの捉え方とレジリエンスの関係

さではなく，今後の生き方に関わってくる問題だと考えられます。

　一旦，ここまでのまとめを図式化しておきます（**図 1-2**）。

3．ストレス理論 1：非認知論

生理学者・セリエが提唱した全身適応症候群

　日常語となっている「ストレス」ですが，ここからは，言葉の由来について学んでいきたいと思います。現在これほどまでに広く使われるようになった専門用語としてのストレスはセリエ（Selye）という生理学者が使い始めました。

　セリエは，それまで工学や物理学の分野で使用されていた，物体が外から刺激を受けたときに，物体の内部に発生する力（応力）と定義されている用語を生体の反応に応用したことからこの用語が生まれました。

元々，物理学の用語だった

応力とは何か，もう少しくわしく説明します。この用語は，物理の授業で聞いたことがあるかもしれません。物理学では，どのように説明されているのでしょうか。

日本機械学会[4]の連載記事（「やさしい材料力学」）では，第1回目のテーマが「応力とひずみ」[5]となっており，応力と，物体がある力を加えて伸びたときの比率を指すひずみと呼ばれる概念についてその定義や関係性がわかりやすくまとめられています。その中で，物体に荷重が作用している場合について考え，応力とひずみはそれぞれ「材料力学では，材料の内部に働く単位面積あたりの力」「材料の変形を表す指標」と定義しています。

ここで強調しておきたいのは，応力はストレスと同意義で，ひずみとは区別されるものであることです。これから辿るセリエのストレス概念を理解する上で，この視点は大変重要です。

ストレスは変化への適応

さて，セリエのストレス学説に話を戻しましょう。セリエのストレスに関する最初の論文は，1936年にイギリスの国際的な科学誌『Nature』に"A Syndrome produced by Diverse Nocuous Agents（種々の傷害性作因により引き起こされる症候群）"と題して掲載されました。セリエはこの論文で「ストレス」という用語で説明をしたかったのですが，編集者からストレスという用語が他分野（物理学の領域）のものであること等の理由から，他の言葉で言い換えることを求められ，のちにストレスという用語で表現されるようになる状態を「全身適応症候群（汎適応症候群と訳されることもある）（General Adaptation Syndrome：GAS）」と表現しました。

---

[4] 1897年設立。日本における機械に関連する広い学術分野をカバーする歴史のある学会。
[5] https://www.jsme.or.jp/kaisi/1202-36/ を参照。

　セリエはどのような実験から GAS を発見したのでしょうか。セリエはま
ず，実験動物としてラットを対象として，種々の外部からの刺激（傷害性作
因）をラットに与え，その後，ラットの生体に表れるさまざまな変化を測定
しました。傷害性作因には，毒性のある薬物投与や気温を下げ，寒さにさら
したり拘束したりするなど，さまざまな方法が用いられました。そして，大
変興味深いことに，これらの作因の種類にかかわらず，ラットの生体には時
系列によって共通した変化が認められることに気づいたのです。

　その変化は，図 1-3 に示すような 3 つの時期に分けられました。

　セリエは，生体の最初の変化に対して，「警告反応期（けいこくはんのう）」という語をあて，
傷害性作因を受け，生体がショックを受ける相（そう）[6] と，ショックから立ち直り
適応，あるいは抵抗の段階へと進む変化を示す相（反ショック相）へと進む
ことを示しました。この時期にみられる身体的な変化としては，まず血圧や
筋緊張（きんきんちょう），体温の低下がみられます。また，図 1-4 では A が副腎（ふくじん），B が胸腺（きょうせん），
C が腸骨（ちょうこつ）リンパ節，D が胃粘膜を指しており，副腎の肥大，胸腺，脾臓（ひぞう），リ
ンパ節の萎縮，さらに胃や十二指腸に潰瘍（かいよう）という三兆候（さんちょうこう）[7] が出現していま
す。そして，警告反応期の後半，反ショック相においては，ショック相とは
反対の反応が起こり，新たな傷害性作因に対しても抵抗力が増している状態
（交叉抵抗（こうさ））となります。

　次の「抵抗期（ていこう）」では，正常な抵抗力の水準を超えて抵抗力が高まっていま
す。この時期においては，持続する傷害性作因に対して安定して抵抗してい
る状態です。

　さらに傷害性作因が持続すると，「疲憊期（ひはい）」という第 3 段階目の時期に突
入し，生体は抵抗力が失われていきます。そうなると，適応が消失し，最初

---

[6] 相（phase）：山崎（2011）によれば，「化学組成と物理的性質が均一で，系内の他の均一な部
分とは境界面において分離されている部分」。ここでは，警告反応期の生体反応が，時系列にお
いて明確に 2 種類に区別できることから，前半の反応と後半の反応をそれぞれショック相と反
ショック相と表現しています。

[7] 三兆候は，神経系，内分泌系，免疫系の相互作用により出現するもので，これらの系には密接
なつながりがあります。

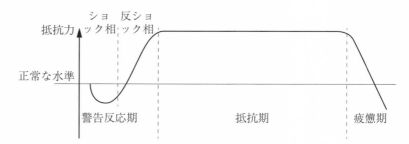

図 1-3　全身適応症候群の時系列変化（Selye, 1967）

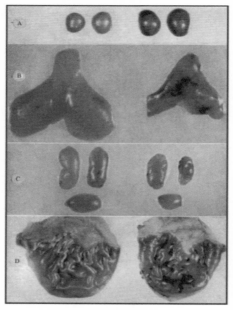

図 1-4　警告反応の典型的三兆候（Selye, 1952）

の警告反応期のショック相の反応が再現され，最終的には死に至ることもあることを示しました。

　この論文で「傷害性作因」と呼んでいたものは，のちに「ストレッサー」という用語で表現され，ストレスの原因となる刺激という意味になりました。そして，このストレッサーが加わったとき，時間経過とともに生体全体にわたって発現する適応に関係する反応を全身適応症候群として「ストレス」と名づけ，ストレス学説が広まっていくことになりました。

　このように，ストレッサーは生体にとって明らかに有害なだけではなく，傷害をもたらしうる作用因として位置づけられ，その強度や持続性によって，生体全体が時間経過とともに変化しながら適応していく過程を示したのです。この GAS の発見は，生体の生命維持メカニズムを考える上で大変重要な位置づけとなっていきます。

　ストレスを理解する上で，第 1 に押さえておきたいキーワードは「適応」です。セリエは，「ストレスとは，身体のあらゆる適応反応の公分母である」と表現しました（Selye, 1976）。

　前述した「応力とひずみ」の関係と照らし合わせると，ストレスは生体に起こる適応反応であり，ひずみである生体の変形が長期にわたって持続したときに結果としてさまざまな疾病につながると考えられています。ストレスは短期的な反応として生体の生命維持に重要な働きをみせてくれますが，それが長期化したときにはその適応システムは破綻してしまいます。

　セリエは，この一連の時系列変化について次のように述べています（Selye, 1976）。

　　正常な人間生活にあっては，だれもが何度となくこのような初めの二つの時期（訳注：「警告反応期」と「抵抗期」）を潜りぬけていくものである。さもないと，われわれは人間の宿命でもあるあらゆる活動をおこない，あらゆる障害に抵抗しながらこれに適応していくということがで

きなくなってしまう。

　このように，私たちの身体には，ストレッサーに対して生命を維持しようして全身で適応していこうとするメカニズムが備わっているという素晴らしい事実がわかります。つまり，身体へ労わる気持ちをもてると，ストレスとの付き合い方も変わってくるかもしれないということです。

　ストレスの捉え方（**図 1-2**）では，GAS は「反応」にあたります。反応そのものは環境の変化に適応するための生体反応であり，それ自体は生命維持において非常に重要です。にもかかわらず，多くの人がストレスを悪いものと捉えるのは，その適応するための生体反応が長期化することによって疲憊期に入り，結果として病気の発症につながることがストレスの本質であると捉えているからだと考えられます。

　しかし，ストレスに対処したいと考える上で理解すべきなのは，その前の段階（「警告反応期」と「抵抗期」）なのです。環境の変化に適応するこれらの時期に，自分の生体反応に気づき，対処していくことで，疲憊期に入るのを防ぐことができます。

　ストレスで注目すべきポイントは，その特徴（しなくてはならないもの，人生そのもの）であり，反応そのものといえるでしょう。

ホームズとラーエによる社会的再適応評価尺度

　セリエのストレス学説以後，ストレッサーとストレスはそれぞれ「刺激」と「反応」の関係として捉えられます。それをモデル化したものをストレスに関する理論では SR（Stimulus（刺激）-Response（反応））モデルとして位置づけられました。セリエは動物実験からストレッサーとストレスとの関係を明らかにしましたが，一方で，人にとってのストレッサーとストレスはどのような関係にあるのでしょうか。

　ワシントン大学のホームズとラーエ（Holmes & Rahe, 1967）は，この関

係について研究を進め，社会的再適応評価尺度（Social Readjustment Rating Scale：SRRS）という**表1-5**に示す一覧表を作成しました。この尺度は，ストレスの評価尺度として一般に認識されているものではありますが，ホームズらはストレスという用語は使わず，社会的再適応と表現しました。セリエの「全身適応症候群」という言葉を彷彿とさせる「適応」という言葉を用いているところに，ストレスの本質が表現されています。

　ホームズらは，イベント（出来事）が個人に及ぼす影響の程度をライフチェンジユニット（Life Change Unit：LCU）という単位で表現し，人生で経験されるイベントを，そのイベントが起こるまでの生活からの"変化"として捉え，その変化の程度が大きいほど，社会的に再適応していくまでに時間がかかるだろう，と考えました。

　一覧表をよくみると，イベントには，一般的にネガティブなイベント（家族の一員の死亡など）と思われるものだけではなく，ポジティブなイベント

表1-5　ホームズとラーエ（1967）の社会的再適応評価尺度（1〜32のみ抜粋）

順位	ライフイベント	LCU	順位	ライフイベント	LCU
1	配偶者の死	100	17	親友の死亡	37
2	離婚	73	18	異なった仕事への配置換え	36
3	配偶者との別居	65	19	配偶者とのトラブル	35
4	留置所拘留	63	20	1万ドル以上の借金	31
5	家族の一員の死亡	63	21	借金やローンの抵当流れ	30
6	自分の病気や怪我	53	22	仕事の責任（地位）の変化	29
7	結婚	50	23	子どもが家を離れる	29
8	解雇される	47	24	姻戚とのトラブル	29
9	夫婦の和解	45	25	優れた個人の業績	28
10	退職	45	26	妻が仕事を始める，辞める	26
11	家族の一員の病気	44	27	本人の進学または卒業	26
12	妊娠	40	28	生活状況の変化	25
13	性的な障害	39	29	習慣を改める	24
14	新しい家族メンバーが増える	39	30	上司とのトラブル	23
15	仕事の再適応	39	31	仕事の状況の変化	20
16	家族経済状態の大きな変化	38	32	住居が変わる	20

（結婚や昇進など）も含まれています。これは非常に重要なポイントです。

　先ほども説明しましたが，セリエの実験からわかったことは，ストレスは「反応そのもの」であるということです。

　この表はあくまで，出来事（イベント）に反応する私たちの評価を数値化した尺度です。自分にとって重要で，それまでの日常生活に大きな変化をもたらすイベントであればあるほど，ポジティブやネガティブにかかわらず，数値は高くなっていきます。

　ストレスを考える際に，ホームズらは出来事そのものが一般的に捉えられているポジティブなもの・ネガティブなもの，という視点から一歩ひいて，これまでの生活スタイルを変化させる可能性があるものをライフイベントとして取り上げたのです。

　では，この変化の程度をどのように数値化したのかというと，ホームズらは，研究対象者にあらかじめリスト化された43項目のライフイベントについて，それぞれの経験の再適応に必要な程度をイベントの強度および時間的両側面から総合的に評価させました。その際，「結婚」というイベントを基準（500）として呈示し，それと各イベントを比較して，相対的に評価するよう求めたのです。リスト化されたイベントの中に自分が経験していなくても，想像し，どの程度評価できるかを回答するように指示がありました。最終的に，各イベントの評価得点の平均値が算出され，その後，その平均値を10で割り，結婚を50とした上でLCUの一覧表を作成しました。その後，この尺度を用いた研究は，ストレスの程度と将来のさまざまな疾患の発症との関係性を明らかにしていく研究へと発展していきます。

　社会的再適応のプロセスは，セリエの全身適応症候群の時系列変化（**図1-3**）と同様に，ライフイベントの長期化や，複数のイベントが重複することで，「疲憊期」へと進行する可能性が高まり，その結果，病気の発症につながっていくと考えられます。

　疲憊期がイベント体験からどの程度の時間的経過を伴って訪れるかは，一概にはいえませんが，直近1年間に体験されたイベントの総得点が一つの目

安として用いられています（夏目・村田，1993）。

　この総得点の分布について勤労者を対象とした研究から，健常者と職場不適応症[8]のある者の分布は異なっていることがわかります（**図 1-5**）。どちらも得点分布のばらつきは大きいものの，職場不適応症の人は高い得点を中心に分布しており，最近1年間に体験されたイベント数が心の健康を考える上で重要な情報となりうることが示されています。

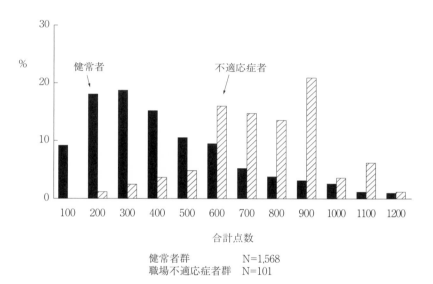

健常者群　　　　　　　　N=1,568
職場不適応症者群　　N=101

図 1-5　体験ストレスの合計点数の分布（夏目・藤井，1992）

　この社会的再適応評価尺度は，1960年代のアメリカで作成されており，時代，文化，世代によってリスト化される内容が変わっていく可能性があります。日本では，夏目ら（1993）が日本人に合わせた尺度を勤労者版と，大学生版も作成しました。**表 1-6**，**表 1-7** をご覧ください。

---

[8] 職場不適応症：昇格や抜擢に伴う配置転換など職場要因の変化に対して性格や価値観，就業動機などの個人要因がうまく適合できずに，就業への不安・恐怖症状や仕事に対してのみ抑うつ的となる部分的うつ状態を呈し，受診するに至った症候群。

表 1-6　夏目（1993）による勤労者のストレス得点（抜粋）

順位	ライフイベント	LCU	順位	ライフイベント	LCU
1		83	24	300万円以下の借金をした	51
2		74	25	上司とのトラブル	51
3		73	26	抜てきに伴う配置転換	51
4	離婚	72	27	息子や娘が家を離れる	50
5	夫婦の別居	67	28	結婚	50
6	会社を変わる	64	29	性的問題・障害	49
7	自分の病気や怪我	62	30	夫婦げんか	48
8	多忙による心身の過労	62	31	家族が増える	47
9	300万円以上の借金	61	32	睡眠習慣の大きな変化	47
10	仕事上のミスがあった	61	33	同僚とのトラブル	47
11	転職をした	61	34	引っ越し	47
12	単身赴任をした	60	35	住宅ローン	47
13	左遷	60	36	子ども受験勉強	46
14	家族の健康や行動の大きな変化	59	37	妊娠	44
15	会社の立て直し	59	38	顧客との人間関係	44
16	会社が吸収合併する	59	39	仕事のペース、活動の減少	44
17	収入の減少	58	40	定年退職	44
18	人事異動	58	41	部下とのトラブル	43
19	労働条件の大きな変化	55	42	仕事に打ち込む	43
20	配置転換	54	43	住宅環境の大きな変化	42
21	同僚との人間関係	53	44	課員が減る	42
22	法律的トラブル	52	45	社会活動の大きな変化	42
23	友人の死	59	46	職場のOA化	42

表 1-7　夏目（1993）による大学生のストレス得点（抜粋）

順位	ライフイベント	LCU	順位	ライフイベント	LCU
1		83	24	先輩、後輩とのトラブル	56
2		80	25	共通一次試験の成績	54
3		78	26	結婚	53
4	親友の死	77	27	恋人（配偶者）との喧嘩の回数の大きな変化	53
5	100万円以上のローン	72	28	専攻分野の選択及び変更	53
6	大学中退	71	29	アルバイトの責任の大きな変化	52
7	大きな怪我や病気	69	30	自己概念及び自己認識の大きな変化	52
8	離婚	68	31	クラブ（サークル）に入る及び辞める	52
9	恋人（配偶者）との別離	68	32	睡眠習慣の大きな変化	51
10	自己または相手の妊娠	67	33	アルバイトを辞めさせられる	51
11	大学入試	65	34	自立と責任（自己管理）における大きな変化	51
12	婚約解消及び恋人関係の解消	64	35	両親への依存の大きな変化	51
13	就職試験、就職先訪問	63	36	大学への入学	50
14	不本意な入学	62	37	教官とのトラブル	50
15	100万円以下のローン	61	38	転部	50
16	経済状態の大きな変化		39	自己の人格の大きな変化	50
17	友人関係の大きな変化	59	40	性的な悩み	49
18	卒業論文（研究）	59	41	新しい家族メンバーの加入	49
19	家族の健康や行動上の大きな変化	58	42	価値観の衝突や変化	49
20	浪人	58	43	個人習慣の改善	48
21	単位取得と履修方法の問題	58	44	住居及び生活環境の変化	47
22	学内試験及びレポートの作成	58	45	物質の所有とその責任の変化（車の購入など）	47
23	将来の見通しの大きな変化	56	46	アルバイト先で仕事を替えさせられる	46

24

それでは，ワーク②に取り組んでみましょう。

ワーク②　ストレスフルな出来事を考える
1. 第1位から3位の順位を予想しましょう（**表1-6**，**表1-7**）。
2. ホームズとラーエの社会的再適応評価尺度（**表1-5**）をみて，気づいたことは何でしょうか。この尺度は，アメリカでの調査をもとに作成されたものですが，日本での調査をもとに作成した場合，同じ表ができるでしょうか。
3. グループワーク：4～5人組でグループを形成し，個人ワークで考えた日本版社会的再適応評価尺度のライフイベントについて話し合いましょう。
4. グループごとに考えたことを発表します。

答えを確認してみましょう。

まず**表1-6**の1位は「配偶者の死」，2位は「会社の倒産」，3位は「親族の死」でした。次に**表1-7**の1位は同じく「配偶者の死」，2位は「近親者の死」，3位は「留年」でした。ここから，「配偶者の死」のように，ライフイベントとして時代，文化，世代を超えて共通してみられるものがある一方で，会社の倒産や大学生の留年のように，文化や世代に特異的なものも認められることがわかるでしょう。

しかし，文化や世代に特異的と捉えられるライフイベントの質を考えてみると，そこにはある共通性を見出すことができるかもしれません。それについては，第2章で取り上げていきたいと思います。

自分はストレスとは無関係と思っている人も，ストレスで現在辛い思いをしている人も，この尺度への回答を通して，ひとまずこの1年間，自分がどんなイベントを体験してきたのかを振り返ることで，ストレスへの新たな気づきにつながることが期待できます。

4．ストレス理論 2：認知論

　セリエやホームズらによるストレスの捉え方は，ストレスに関する理論において刺激―反応関係に着目したSRモデルは，ストレッサーとしての刺激に対してどう捉えるかという認知的側面を変数として介在させず反応が生じるとするモデルで，非認知論として位置づけられていました。

　しかし，同じライフイベントを経験しても，その影響の受け方や社会的に再適応していくまでのプロセスには個人差があります。そのため，1960 年代頃から，刺激―反応の間に，個人差要因（有機体変数：Organism）を取り込んだストレスモデル（SOR モデル）の研究が進められるようになります（**図 1-6**）。

　心理学者のラザルスとフォルクマン（Lazarus & Folkman）によって提唱されたトランスアクショナルモデル（**図 1-7**）は，一方向的な原因（ストレッサー）―結果（ストレス反応）モデルとは対照的に，ストレッサーから生じたストレス反応がさらにストレッサーとしてストレス反応を引き起こしていくという関係を表した双方向的な相互作用モデルで，有機体変数の中で特に認知的評価を重視しています。

　このモデルは，その後のストレスの研究において重要な理論（認知論）として位置づけられることになりました。

1960 年代の心理学

　ここで認知論が生まれた 1960 年代が心理学の歴史において，どのような時期にあたるのでしょうか。

　現代の心理学は，1879 年にドイツのヴント（Wundt）による世界初の心理学実験室の開設から始まったとされています。ヴントは，心理学の研究対象である心へのアプローチとして「内観法」という方法を用いました。内観

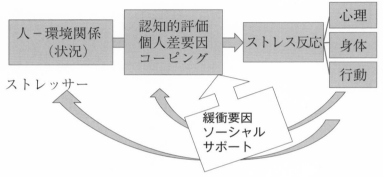

非認知論：

| ストレッサー | ━━━━━▶ | ストレス反応 |

認知論：1960年代〜

| ストレッサー | 認知的評価 個人差要因 ▶ | ストレス反応 |

図 1-6　ストレスモデル

人－環境関係（状況）━ 認知的評価 個人差要因 コーピング ▶ ストレス反応 ― 心理 身体 行動

ストレッサー

緩衝要因 ソーシャル サポート

図 1-7　トランスアクショナルモデル

法とは，自分自身が意識している体験を観察する方法で，その体験を言語で報告してもらうことを通して，ヴントは心の構成要素を明らかにしようと考えていました。

　しかし，この方法によって得られた資料には，客観性や公共性が乏しいという理由や，心的な活動には意識している体験以外のものが含まれているという点から，批判が高まりました。

　その結果，客観的に観察可能な「行動」が心へのアプローチの測定対象として重要視されていきます。この考え方は，SR モデルを用いて心を理解しようとする立場で，1920 年代頃からアメリカを中心に広く支持される行動主義心理学と呼ばれています。つまり，セリエやホームズらのストレスの捉え方は，まさに行動主義心理学の心へのアプローチに沿っていると理解する

ことができます。

　行動主義心理学においては，刺激を受け取る有機体変数としての人の要因（心の中で生じるプロセス）を，客観的に測定不可能である（＝ブラックボックス）として，重要視しませんでした。刺激に対する結果として，観測可能な行動（反応）が注目されたのです。この時代には，行動の獲得過程の解明が進み，「条件づけ」を基盤とした学習理論が確立します。それらを通して，無力感[9]や恐怖感の獲得メカニズムなど，非常に重要な心の働きが明らかになりました。

　一方で，心の中で生じるプロセスの極端な排除に対し，1960年代後半頃から，ブラックボックスに位置づけられていた「認知」，つまり刺激に対して「人はどのように捉えたのか」という部分への関心が高まってきます。これは人間の心の中で生じるプロセスをその頃世の中に普及し始めたコンピューターの情報処理過程になぞらえて捉えており，認知心理学という分野が成立した時代ともいえます。

　このように，ストレスの理論は，SR理論からSOR理論へ，言い換えると非認知論から認知論へと1960年代に変化していくこととなったのでした。

ラザルスが提唱した心理的ストレス理論

　ラザルスのストレスモデルに話を戻しましょう。ラザルスのストレス理論

---

[9] 無力感の獲得メカニズムを明らかにしたのは，セリグマンとマイヤー（Seligman & Maier, 1967）による実験でした。実験はまず，部屋の中にあるパネルを押すことで電気ショックを回避することができる環境下において，2つのグループを設定します。1つ目のグループは「パネルを押せば電気ショックを回避できる」と学習します。その結果，シャトルボックスの中で移動し，安全な場所に移動することができます。もう一方のグループは，何をやってもシャトルボックスの中を移動できず，電気ショックから逃げられない条件下に一定期間置かれます。そうすると，回避可能な環境に置かれても，隣の部屋に移動すればショックを回避できるにもかかわらず，そのグループの犬は一向に動こうとせず，電気ショックが終わるのを待っていたのです。この結果からわかることは，自分の行動では回避できない状況を経験すると，何をやっても電気ショックを避けることができないという絶望感，無力感を学習する（学習性無力ともいう）ということでした。例えば，うつ病においてみられる無力感の理解において，学習性無力感の形成プロセスは重要な位置づけになります。

では，心理的ストレスは次のように定義されます（Lazarus & Folkman, 1984）。

　　人間と環境との間の特定な関係であり，その関係とは，その人の原動力（*resources*）に負担をかけたり，資源を超えたり，幸福を脅かしたりすると評価されるものである。

　この定義で注目したいのが，「人間と環境との特定の関係」と「評価」という言葉です。

　これをかみ砕いていうと，「ストレスは，人間と環境の関係性のなかで捉えられること，そしてそれは，その状況におかれたその人自身によって評価されるものである」ということになります。ここにストレスの個別性が表れています。

　つまりここから読み取れることは，ある人にとってのストレッサーとストレス反応の関係を他者が安易に推測することは適切ではなく，その人がおかれている状況を，その人と環境との関係性として包括的に捉えていくことが大切であるということです。そして，本人が，自分自身がいま体験しているストレスに気づき，向かい合うことも重要となります。本人が気づくことは決して簡単なことではありませんが，自分にとってのストレッサーやストレス反応に気づくことは，自分自身を知ることの第一歩となり，ストレスとの付き合い方，ひいては生き方そのものにつながるものといえるでしょう。

　ラザルスらのストレス理論では，それまでの SR 理論に個人差要因を取り込み，その人がどのように自分のおかれた状況を捉えるのか，言い換えるとどのような評価をするのかが，ストレス反応に影響することを示しています。

　ここから「評価（appraisal）」について，詳しく説明します。

　評価は，主に一次的評価と二次的評価の 2 つに区別されます（**表 1-8**）。これらの区別された評価には，時系列的な意味合いはなく，評価過程は相互作用的に進んでいくものと理解することが重要です。

表 1-8　一次的評価と二次的評価

一次的評価	今の状況が自分にとって「今，あるいは将来困るのか，あるいかよくなるのか」という評価
二次的評価	「自分に何ができるのか」という状況における対処選択の可能性に関する評価

　例えば，ある授業で「一週間後に確認テストを行う」というアナウンスがあったとしましょう。学期末に実施される通常の定期試験とは異なり，予想していなかった事態に直面し，ある学生の頭には「この授業内容，難しくて理解できていないのに……」「テストなんて嫌だな……」「急にそんなことを言われても今週は他の課題でいっぱいいっぱいなのに，テストの準備なんてできないよ……」「サークルのイベント準備も佳境に差し掛かったところなのに……」などとさまざまな考えがよぎることでしょう。

　このとき，こうした状況への一次的評価としては「困った（後述する区分では，「脅威」）」状況と分類されると考えられます。と同時に，他にやらなければならないことがたくさんあり「対処可能性が低いかもしれない」という二次的評価がくだされることとなります。最初の段階では，こうした状況はストレスフルと位置づけられることもできるでしょう。

　しかし，「そういえば，同じサークル仲間にもこの授業で受講している学生がいたな」と気づいたり，「アルバイト先の先輩にこの授業を履修していた人がいたな」といったことを思い出したりすることもあるでしょう。そのうち，当初は対処可能性の低かったのが，「サークルの仲間にどうやって乗り切るか相談してみよう」「理解できていない授業内容を先輩に教えてもらおう」と二次的評価が変化してくるにつれ，ストレスフルな度合いが緩和されます。

　このように，一次的評価・二次的評価は相互に作用しながら，ストレスの過程はその時々で，刻々と変化を続けていくのです。

　一次的評価は，①無関係，②無害―肯定的，③ストレスフルの３つに分か

れます。おかれている環境や状況が①や②であると評価されれば，その人にとってその状況は心理的ストレスとはなりません。③のストレスフルと評価された場合には，またさらにストレスフルになるタイプが分かれます。それらは「害／喪失」「脅威」「挑戦」と区別できます。

「害／喪失」は，すでに自己評価や社会的評価に関する何らかの損害を受けているタイプ，「脅威」は，まだ「害／喪失」は起きていないが，将来その可能性が予測されるタイプ，そして「挑戦」は，乗り越えるまでさまざまな困難が待ち受けており，脅威ともなりうるものの，より成長の可能性に焦点を当てたタイプです。

さて，前述の通り，評価過程は一次的評価と二次的評価の相互作用によって進んでいきますので，ストレスフルの要因が「脅威」であると評価されても，二次的評価によって，心理的ストレスの程度は大きく変わってきます。

例えば，あるストレスフルであると判断した状況に対して，何らかの対処ができそうだ，と評価できれば，そうではない場合と比べて，状況は変わっていなくとも，心理的ストレスは低くなるでしょう。もちろん，対処ができそうだ，と評価しても，実際に対処をしてみたら，うまくいかないこともあるでしょう。そうすると，その時点でストレス反応は高まることになります。

このように，私たちがストレスと呼んでいるものは，さまざまな評価を経て初めて体験されるものであることがわかります。しかし，これらの評価過程は必ずしも意識的に行われていないので，その過程に気づくことは難しく，結果として現れるストレス反応としての感情の変化（イライラ感や不安感など）や身体の変化（腹痛や頭痛など）を通してストレスを経験します。

意識しなくてもストレスを経験することから，いかにこの評価が瞬時に，自動的に，無意識的に行われているかということがわかると思います。

先に，人間の心の中で生じるプロセスの探求として1960年代から認知に重きがおかれるようになった背景を述べましたが，ブラックボックスとして位置づけられていた認知過程には，無意識的な処理から意識的な処理まで幅

広く含まれています。私たちの認知過程は実によくできていて，認知的負荷の高い意識的に熟慮する過程よりも，瞬時に外界からの膨大で多様な刺激を効率的に処理する無意識的な処理の方を日常的に多く行っています。その自動的な処理を支えているのが，私たちが経験を通して形作ってきた認知的枠組みです。

　人間を取り巻く環境や自分自身の心理的，身体的な内的環境がさまざまに変化していく中で私たちは，日々，すべての変化を意識化し，熟考し，その結果に応じて行動を決定するということは不可能です。ですから，自動的に無意識的に認知過程が進んでくれることは，多様で大量の情報を並列処理することを可能とする人間に備わった必須の重要な能力ともいえるでしょう。

　しかし，ストレスの理解を深めていく際には，この無意識的過程の存在に気づき，何が起こっているのか，何を行っているのかを意識化することが大切な取り組みとなります（第 2 章 1. 2. 参照）。

認知的評価に影響を与える要因

　これまで意識されることがあまりなかったストレス過程において，認知的評価は，その後の反応に大きな影響を与えます。この認知的評価に影響を及ぼす要因として，内的（個人要因）・外的（環境要因）の 2 つがあります。

内的（個人）要因

　ラザルスは，内的要因として特にコミットメント（commitment）と信念（belief）が重要であると提唱しました。

　まず，コミットメントとは，「ある人が "何かに関わる（コミットしている）" こと，あるいは関わる対象やもの，すなわちその人にとって重要な意義のあるものを意味し，選択，価値観，目的志向などの認知的側面，ならびに強度，持続性，感情傾向などの動機的側面をもつものである」と定義されています

（日本健康心理学会，1997）。

　例えば，あることを成し遂げたいと目標をもっている人を想像してみてください。その目標への達成が自分の人生にとって重要で価値があればあるほど，達成に向けたさまざまな努力を続けようとするでしょう。このとき，この人は「目標達成に強くコミットしている人」と表現できます。

　では，このコミットメントはストレス過程における認知的評価にどのような影響を与えているのでしょうか。ここでコミットメントに関連する一つの研究論文を読んで，考えていきたいと思います。

　「伝染性単核症の発症における心理社会的リスクファクター」（Kasl et al., 1979）という論文では，アメリカの陸軍士官学校に入学した学生を対象として入学時から4年次にかけて行った縦断的な調査結果が報告されています。まず，伝染性単核症（infectious mononucleosis, 以下 IM）とは何でしょうか。国立感染症研究所が発行する感染症発生動向調査週報には，次のように説明されています。「思春期から若年青年層に好発し，大部分が Epstein-Barr ウイルス（EBV）の初感染によっておこる。主な感染経路は EBV を含む唾液を介した感染（一部，輸血による感染も報告されている）であり，乳幼児期に初感染をうけた場合は不顕性感染であることが多いが，思春期以降に感染した場合に IM を発症することが多く，kissing disease とも呼ばれている。EBV の既感染者の約 15 〜 20％ は唾液中にウイルスを排泄しており，感染源となりうる」（多屋，2003）。

　好発年齢層は思春期以降であるものの，年齢別の抗体保有率は国により異なります。日本においては，2〜3歳までに70％程度が感染し，20歳代では90％以上が抗体を保有しているのに対して，今回取り上げる論文の対象者のように欧米では，乳幼児期の感染は20％前後で，それに伴い若年青年層における抗体保有率は日本よりも低いため，IM 発症も多いと考えられています（多屋，2003）。

　では，この IM 発症に心理社会的要因としてコミットメントはどのような影響を及ぼしているのでしょうか。

　本研究では、「軍隊でのキャリアへのコミットメント」「士官学校を卒業することへのコミットメント」「軍隊に入りたいという気持ちの確信度」という３つの項目への回答から評価されるモチベーションの程度として、コミットメントを位置づけ、評価しました。そしてもう一つの観点として、「士官学校での学業成績」に注目しました。コミットメントおよび学業成績の高低による組み合わせにより４群を作り、IM 発症との関連を検討しました。

　さて、ある年に士官学校に入学した 1,400 名のうち、入学時点で抗体を保有していない者は約３分の１、そのうちの 20％がその後在学中に感染し、そのうちの 25％が IM を発症しました。感染した者のうち、IM を発症した割合は２つの変数とどのような関連性が認められたのか、その結果ともなる**表1-9** を見てみましょう。

　この結果からどのようなことが読み取れるでしょうか。

表 1-9　IM を発症した割合との関連性（Kasl et al., 1979）

| | | 感染者のうちのIM発症率 | |
| | | モチベーションの程度 | |
		低い	高い
学業成績	悪い	15.10% (N=53)	43.50% (N=46)
	良い	26.20% (N=42)	17.60% (N=51)

ワーク③　表 1-9 の結果からわかること
1. 個人ワーク：**表 1-9** の結果をみて、どのようなことが読み取れますか。
2. グループワーク：４〜５人組でグループを形成し、個人ワークで考えた、コミットメントがストレスに及ぼす影響について話し合いましょう。
3. グループごとに考えたことを発表します。

　最も発症率が高かったのは，「コミットメントが高く学業成績が悪い群」でした。この組織でキャリアを積んでいくためには，コミットメントが高いので，学業成績がよいことが望ましいわけですが，その成績が残念ながら悪い，ということは，その人にとっては辛い状況です。

　頑張っているのに結果が成績に反映されない，という状況が感染症発症のリスクを高めているという結果は，コミットメントが傷つきやすさと関連していることを示しています。

　学業成績の多くは絶対評価ではなく，相対評価です。勉強をすることで自分の能力は向上しても，必ずしも他の人よりもよい成績がとれるとは限りません。むしろ，他者との比較においてはよい成績をとれないことの方が多いでしょう。物事に一生懸命取り組むことは物事を成し遂げる上でとても重要なので，コミットメントが高いことは行動を起こし，維持する上で重要な要因となります。

　しかし，ここで気をつけておきたいことは，先に述べたように，期待する結果が伴わなかったときに傷つきやすさも伴っているということです。さまざまな組織やコミュニティにおいて，人の評価はついて回るものです。自分が評価される場合も他者を評価する場合にも，このことを心に留めておき，頑張った自分や他者を労うことを忘れないようにしたいものです。

　また，この群に次いで IM 発症率が高かったのは，コミットメントは低いのに学業成績が高い群でした。学業成績がよいということは，一生懸命勉強をしたということでしょうが，この組織でキャリアを積んでいくことをあまり重要視しておらず，本当に自分はこのまま将来軍隊に入るのだろうか，という迷いがある若者や，そもそも自分は軍隊には入りたくないのにもかかわらず入学させられてしまった若者もいるでしょう。IM 発症率の高さからは，自分が求めていること，価値をおいていることと現実との間に生じている齟齬が免疫低下となって身体症状として現れ，ある種の警告を出していると理解できます。

　ある学生が筆者に話してくれた昔の身体の不調の経験はさきの例をよく表

しています。ある日，その学生の胸のあたりに急に帯状疱疹が現れたのですが，その当時は原因がわからなかったそうです。何か特別なことがあったわけではないと思っていたけれど，ストレスについて学ぶことで，よくよく振り返ると，当時は受験や部活など，やるべきことがたくさんあり，頑張っても頑張ってもうまくいかない状況に心が疲れきったのだ，とわかったそうです。つまり，そうした心の状態が，帯状疱疹となって現れたのだと，その学生は気づいたのだと筆者に話してくれました。

　このように，人の心と体はつながっていて，普段は意識されずに抑圧されていた心が身体を通して私たちに気づきを与えてくれるというのはよくあることです。

　体調不良（さきの例では IM 発症）が起きたとき，身体の不調として受け止めるだけではなく，その背後に，心のメカニズムが関与している可能性に目を向け，自分が大事にしているもの，自分が本当は何をしたいのか，ということに向き合うきっかけとできるとよいでしょう。

　次に信念（belief）をみていきましょう。

　信念は「私たちの態度（人や事物，概念などの対象に対して，ある評価的なやり方で反応する学習された永続的傾向）を構成する三つの成分（感情，行動，信念）の一つである。すなわち，その人が感じる何が正しいかの判断，言いかえれば，ものごとの状態に関する思い込みや信条，表現といえる」と定義されています（日本健康心理学会，1997）。

　（　）内に書かれている「学習された永続的傾向」という言葉に注目します。学習というと，多くの人にとっては学校の勉強が思い浮かぶかもしれませんが，心理学では学習の対象はもっと広く，学習とは「経験により比較的永続的な行動変化がもたらされること，およびそれをもたらす操作，そしてその過程」と定義されています（中島，1999）。

　この行動の変化は，必ずしも一般的によいとされる意味での変化だけではなく，逃避的行動や悪癖なども含んでいます。また，行動の発現のみならず，

行動の消去をも含んでいることも重要なポイントです。

　例えば，やめたいと思っていてもなかなかやめられない癖（喫煙，飲酒等）も学習によって形成された行動であり，その癖をやめられるように訓練する過程やその結果として癖が発現しなくなることも学習による行動の変化として捉えられます。

　さて，信念にもいろいろありますが，ストレスとの関連で押さえたいのは「個人の統制力についての信念」です。これは，自分がどの程度，重要な出来事や結果を統制（コントロール）できると思っているか，ということに関わる信念です。特に，ロッターによって提唱された「内的統制対外的統制（Internal vs External Control）」「統制の所在（Locus of Control：LOC）」の考え方が代表的です。

　ロッターは，「報酬や強化が先立つ行動に及ぼす影響は，人がその報酬や強化が自分のとった行動に随伴していると認識するか否かにかかっている」と述べました（Rotter, 1966）。この説明を理解する上で役立つのは，学習の基本型の一つ，オペラント条件づけの原理です。

　では，オペラント条件づけの原理について，確認しておきましょう。

　学習にはさまざまな型がありますが，基本型として2つの条件づけによる学習が挙げられます。パブロフの条件反射として知られている古典的条件づけとスキナーのオペラント条件づけです。

　前者は，無条件刺激によって誘発される反応を基本としたもので，後者は結果を操作することで自発する行動（オペラント行動）の頻度を変化させる条件づけです。

　オペラント条件づけの原理は，行動のABCとも呼ばれる三項随伴性です。図1-8に示すように，ある先行条件Aのもとで，ある行動（反応）Bが行われるとき，それに続いて発生する結果Cは次に同じ事象Aにあるとき，その行動Bが出現する可能性を促進したり抑制したりします。ここで，促進することを強化といいます[10]。

　内的統制は，自分の行動と強化が随伴すると認知し，自分の能力や技能に

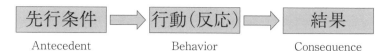

図 1-8 三項随伴性の基本的枠組み

よって強化がコントロールされているという信念に基づいており，一方の外的統制は，自分の行動と強化が随伴しないと認知し，自分の力ではどうしようもできないもので，運，偶然，運命，他者などにコントロールされているという信念に関係しています。

LOC を測定する尺度にはさまざまな開発が進められていますが，本書では，ロッターの尺度をベースにしながらも問題点を考慮して作成された鎌原_{かんばら}ら（1982）の一般的 LOC 尺度を取り上げます。表 1-10 にあるように，18項目からなる尺度で，LOC 得点は高得点ほど内的統制の傾向が高いことを意味します。この質問に対しては，「1：そう思わない，2：ややそう思わない，3：ややそう思う，4：そう思う」の 4 段階で回答させました。

この得点と抑うつ尺度（TPI：東大版総合人格目録から選択された 42 項目）の得点との間には，有意な負の相関が認められ（$r = -.414$），外的統制傾向が高いほど，抑うつ性が高いことが示されています。また，体験された出来事に対してその原因を何に帰属_{きぞく}するか，調べました。

内的統制傾向の高い人は，学業達成に関するポジティブな出来事（よい成績をとったなど）に対して，自分が「努力」したからだと考えており，また学業達成に関するネガティブな出来事（悪い成績をとったなど）に対して，自分が「努力」しなかったからだと考えていることがわかりました。一方，

---

[10] オペラント条件づけの具体例：定期試験がそろそろ始まるという状況（先行条件 A）で，一生懸命勉強したところ（行動 B），良い成績が得られた（結果 C）経験をすると，それ以後「定期試験前には一生懸命勉強する」という行動変化が起こった場合です。ここでは良い成績が報酬として作用し，別の試験場面においても，良い成績をとれることを期待し，一生懸命勉強する，という自発的行動を促進させたと理解できます。この一生懸命勉強するという自分の行動が，よい成績につながったという，行動と結果の随伴性の認識が，その後の行動発現における重要な要因となるということです。

表 1-10　統制の所在（Locus of Control：LOC）尺度

1	あなたは，何でも，なりゆきに任せるのが一番だと思いますか
2	あなたは，努力すれば，りっぱな人間になれると思いますか
3	あなたは，いっしょうけんめい話せば，だれにでも，わかってもらえると思いますか
4	あなたは，自分の人生を，自分自身で決定していると思いますか
5	あなたの人生は，運命によって決められていると思いますか
6	あなたが，幸福になるか不幸になるかは，偶然によって決まると思いますか
7	あなたは，自分の身におこることは自分のおかれている環境によって決定されていると思いますか
8	あなたは，どんなに努力しても，友人の本当の気持ちを理解することは，できないと思いますか
9	あなたの人生は，ギャンブルのようなものだと思いますか
10	あなたが将来何になるかについて考えることは，役に立つと思いますか
11	あなたは，努力すれば，どんなことでも自分の力でできると思いますか
12	あなたは，たいていの場合，自分自身で決断した方が，良い結果を生むと思いますか
13	あなたが幸福になるか不幸になるかは，あなたの努力しだいだと思いますか
14	あなたは，自分の一生を思いどおりに生きることができると思いますか
15	あなたの将来は，運やチャンスによって決まると思いますか
16	あなたは，自分の身におこることを自分の力ではどうすることもできないと思いますか
17	あなたは，努力すれば，だれとでも友人になれると思いますか
18	あなたが努力するかどうかと，あなたが成功するかどうかとは，あまり関係がないと思いますか

- 外的統制傾向を問う項目番号（1,5,6,7,8,9,15,16,18）
- 内的統制傾向を問う項目番号（2,3,4,10,11,12,13,14,17）
- LOC得点＝内的統制傾向得点＋（45－外的統制傾向得点）

どちらの出来事でも、「運」による結果として受け止める傾向は弱くなっています。

　その一方で，外的統制傾向の高い人は，いずれの場合も「運」や「能力」への帰属が高いという特徴を示しています（図1-9）。

　外的統制傾向の高い人は，出来事に対して，自分では何も変えられず，運

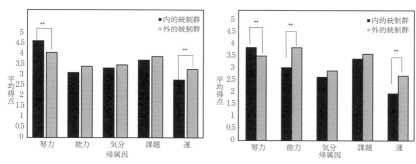

「良い成績をとったとしたら」などの学業達成に関する事態　「悪い成績をとったとしたら」などの学業達成に関する負事態
**p<.01

図1-9　外的統制傾向の高い人の傾向

とか他の要因で決まってしまうものだと考え，自己効力感を高めることができず気持ちが沈んでいく，というプロセスを何度も経験しているのでしょう。これは，とても辛いことでしょう。自発的な行動も生まれにくいでしょうし，何かやろうという動機も起こりません。

　さて，この信念は，身体にどのような影響を及ぼすでしょうか。ここで筆者が行った研究（永岑・清水，2003）を紹介しましょう。

　まず「人前で暗算をする」という課題を遂行してもらい，それをストレッサーとして用います。課題提示前に安静時間15分を過ごしてもらった後，暗算課題を5回繰り返し遂行し，終了後に安静時間を20分間程度を設けるといった流れで行います。実験中，ストレスホルモンの計測のために唾液を繰り返し採取し，ストレスホルモンと呼ばれるコルチゾール（➡ p.71）の分泌量と外的統制傾向との関係を調べます。このことで，信念が身体にどのような影響を及ぼすのかわかるのです。

　その結果，**図1-10**に示すように，運による外的統制傾向が暗算課題ストレッサー負荷前の安静に過ごしていた予期ストレス状況においてのみ影響を及ぼすことがわかりました（運による外的統制傾向得点と予期ストレス状況におけるコルチゾール分泌総量との間に正の相関（r = .44, p = .06）が

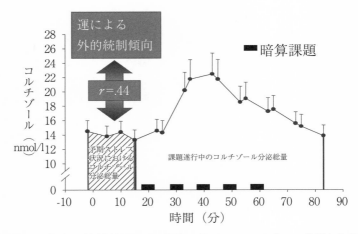

図1-10　個人の統制がストレス過程におけるコルチゾール分泌に与える
　　　　影響（永岑・清水，2003）

ある）。つまり，運による外的統制傾向の高い人は，予期ストレス状況にお
けるコルチゾール分泌量が多かったということです。予期ストレス状況とは，
これから始まる課題遂行において，その困難度を予測し，自分が遂行可能な
ものであるかと考えを巡らせ，失敗するかもしれないという不安を誘発する
状況であったと考えられます。実際に課題遂行が開始した後のコルチゾール
分泌量と運による外的統制傾向には関係性が認められなかったことから，文
脈に応じて心身の反応が変化することがわかります。

　このように，不安という感情の変化を引き起こすとともに，身体的なスト
レス反応としてコルチゾール分泌が促進している結果から，心身の密接なつ
ながりがみてとれます。コルチゾールというホルモンは，セリエの全身適応
症候群（GAS）の時系列変化の中で重要な役割を担います。短期的な分泌
自体は環境への適応に必要ですが，長期的に分泌され続けると，分泌リズム
の変化を引き起こし，免疫低下などにつながっていきます。

外的（環境）要因

　次に，ストレス過程における認知的評価に影響を及ぼす外的要因に目を向けます。

　外的要因とは，人が直面している状況が，どのような要因によって起こっているのかという観点で内的要因と区別されます。当然ながら，ストレス過程は人と環境の関係によって進むため，外的要因のみによって，その人の体験されるストレスの強弱を一概に決めることはできません。

　しかし，どのような外的要因が私たちにとってストレスフルとなりうるでしょうか。取り上げるのは，「予測可能性（predictability）」と内的要因の「統制の所在」とも関連のある「統制可能性（controllability）」です。「予測可能性」に関連して，ワイス（Weiss, 1992）によるラットを対象としてストレス過程における心理的要因を検討した興味深い実験例をみましょう。

　全身適応症候群としてストレス反応のプロセスを明らかにしたセリエは主に毒性のある薬物を投与したり，寒くしたり，拘束するなどを身体的ストレッサーを用いていました。一方，ワイスは生体に及ぼす身体的ストレッサーの影響と心理的要因を区別する実験を考案し，予測可能性の有無に着目しました。実験の内容は，以下の通りです。

　3匹のラットが図 1-11 のような実験装置の箱の中に置かれており，それぞれの環境は異なります。1匹は，装置の中に入れられ，ブザー音が聞こえるだけで，ストレッサーとしての電気ショックは受けません。いわゆる対照群[11]です。残りの2匹は，それぞれの尻尾に電極が貼り付けられており，その先が同じ電気装置につながり，身体的に受ける負荷は同じレベルになるように工夫されています。実験群である1匹には，電気ショックが与えられる10秒前にブザーが鳴る仕組みにしてショックを与えます。それに対し，

---

[11] 対照群：臨床研究において新しい治療を受けない群のこと。新しい治療を受けたり，何らかの操作や介入を加えられた実験群と比較するために設けられます。

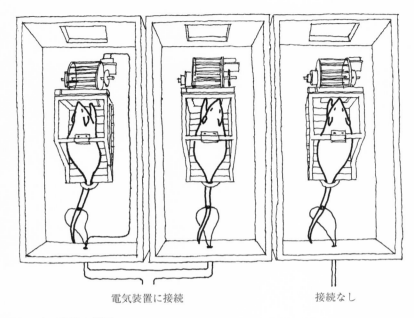

電気装置に接続 接続なし

図 1-11　実験の様子

ヨークト群（実験群と対にされた被験者の群のこと）の１匹には，ブザーを
ランダムに鳴らし，ショックがいつ与えられるかわからないようにするとい
う条件のもと実験を進めました。

　この条件下で，ある一定時間過ごしたラットの体内ではどのようなことが
起こっていたのでしょうか。

　ストレスが原因で起こる胃潰瘍の重篤度を比較したところ，**図 1-12** に
示すように，ヨークト群，実験群，対照群の順で低かったのです。ヨークト
群と実験群のラットは，身体的ストレッサーの程度は全く同じでしたが，ス
トレッサーが来ることが予測できるか否かだけで，ストレス反応に大きく差
が出ることが示されたのです。

　そしてこの実験後に，彼らはもう一つの重要な環境的要因である「統制可
能性」を操作した実験を行いました。先ほどと同じように，条件の異なる３

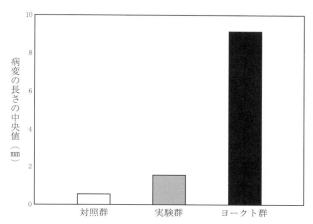

図 1-12　予測可能性の有無と胃潰瘍重篤度との関連

群を作り，実験群，ヨークト群，対照群としました。実験群では，電気装置を操作できる仕組みになっています。つまり，電気ショックを回避する対処が可能な状況下にあるのです。具体的には，拘束された小さな箱の穴から，すぐ外に設置されたパネルに手を伸ばして触れることで電気ショックが止められるようになっています。また，電気ショック前のブザー音は，前述の実験と同じように与えられました。さて，この状況下で 21 時間過ごしたラットはどのようになったでしょうか。

　結果は図 1-13 の通りになりました。これをみると，左の結果から電気ショックへの対処可能性を有する実験群はヨークト群と比べて，消化性潰瘍の重篤度は低いことが明らかとなっていることがわかります。また右の結果から，予測可能性と統制可能性の両方がないことで，最も重篤度が高いことがわかりました。

　ここまでの実験結果を踏まえて，最後に一つ，次に示す実験の結果を予測するワークに挑戦してほしいと思います。この実験（Tsuda & Tanaka, 1985）では，統制可能性の有無がストレス過程に及ぼす影響を，3 群のスト

44

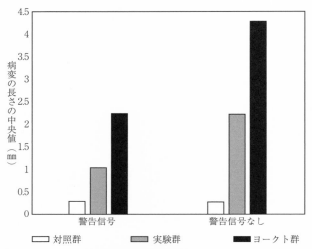

図 1-13　予測可能性と統制可能性の有無と消化性潰瘍重
　　　　症度との関連

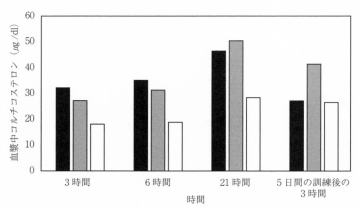

図 1-14　統制可能性の有無がストレス過程に及ぼす影響の実験結果
　　　　（Tsuda&Tanaka, 1985）

レス過程における時系列変化をストレスホルモンと呼ばれるコルチコステロンの分泌量の計測を通して検討しました。

　ワイス（Weiss, 1972）は，連続21時間のストレッサー負荷をかけた状況で実験を行いましたが，津田と田中（1985）による実験では，3時間，6時間，21時間および1日1時間のストレッサー負荷をかけた状況を5日間連続で体験後48時間の時点で3時間の連続ストレッサー負荷を与えたときの計4種類のストレッサー負荷状況で計測しました。3群の結果はそれぞれどの棒グラフに対応するものでしょうか。予想してみてください。

ワーク④　図1-14は何を表しているのか
　1. 個人ワーク：**図1-14**の結果をみて，どのラットがどの棒を示しているでしょうか？　どうしてそのように考えましたか。
　2. グループワーク：4〜5人組でグループを形成し，個人ワークで考えた結果とその理由を共有し，ストレスに及ぼす統制可能性の影響について話し合いましょう。
　3. グループごとに考えたことを発表します。

　結果は，左から実験群，ヨークト群，対照群でした。特に，5日間後に実施した3時間のストレス状況下では，3群の相違が顕著に現れていました。

　21時間までは，実験群もヨークト群もほぼ同じレベルのコルチコステロンを示していたにもかかわらず，5日間の訓練後の連続3時間ストレッサー負荷状況下では，実験群と対照群のコルチコステロン量はほとんど差がなく，ヨークト群のみ高い分泌量を示しました。この実験では電気ショックを止める方法は，装置の箱の中に天井から吊り下げられている円盤の操作盤を引っ張ることでした。ラットにとっては，なかなかに難しい課題だったかもしれません。実験群にとっての3時間や6時間程度の短期的なストレス状況下は，円盤を引っ張ると電気ショックが止まることが関連づけられ，学習が成立するまでのストレス状況と捉えることができ，ヨークト群と同レベルの負荷を

受けていたことをこの実験結果から読み取ることができるでしょう。しかし，最後の実験状況下（訓練5日後の3時間のストレス状況）における反応の結果においては，実験群と対照群のコルチコステロンレベルが同程度になっていることから，対処法の学習が成立すると，実験群の受ける負荷は減少し，統制可能性のないヨークト群が最も負荷を受け，コルチコステロンの分泌量が増加したと考えられます。

　このように，統制可能性の要因を考える上で，時間の要素も重要であることがわかります。身体に影響するストレッサーを低減させるための対処ができる環境下にいても，その対処法を獲得するまでの学習過程においては，電気ショックを受け続けることになります。ラットにとってはそれ自体，ストレスフルな状況となっていたはずです。つまり，環境が統制可能性を有していても，どうやったら統制できるのか習得できるまでの学習過程においては，身体的ストレッサーの影響を直接的に受け，全身適応症候群を呈するということ，そして，学習が成立し，身体的ストレッサーを避けられるようになって初めて，ストレス反応の低減につながることがわかるのです。

「学習」によって差が出るストレス反応

「学習」という用語が出てきた際，内的要因として取り上げた信念の「統制の所在」と環境要因の「統制可能性の有無」との関連性にピンときた方もいるのではないでしょうか。

　信念は，「私たちの態度（人や事物，概念などの対象に対して，ある評価的なやり方で反応する学習された永続的傾向）を構成する3つの成分（感情，行動，信念）の一つである」と定義されているように，学習されたものです。育ってきた環境や今おかれている環境で，対処しようと努力をしても，うまく対処できず失敗ばかりを繰り返してきたり，あなたにできるはずがない，うまくいくはずがない，と言われ続けたりしたら，自分自身や自分のおかれた環境をどう感じるでしょうか。どのような環境で育ってきたのかというこ

とが私たちの信念を形成し，それによってさまざまな出来事，物事に対する見方，反応の仕方が影響受けていきます。

　つまり，環境と個人の要因は分かちがたく，循環しています。ストレスの過程を丁寧にみていくことで，何がストレスを生んでいるのか，どのようにして当たり前と思ってきた信念や価値観が形成されてきたのか気づくきっかけとなります。そうすることで，ストレスは避けるべきではなく，自分を知る，環境を知る機会として向き合うチャンスを提供してくれることになるでしょう。

　ストレスは「自分を映す鏡」です。見たくない，目をそむけたくなることもあることでしょうし，ストレスの真っただ中にいる人にとっては，辛い体験かもしれませんが，具体的なストレスへの対処行動を身につけながら，自分と向き合う経験をすることは，これからいかに生きていくか，考えていく上で貴重な経験となることでしょう。

　ストレスを知ることは，自分を知ることにつながります。しかし，自分だけに視点を向けていてはストレスを理解することは難しいでしょう。自分を取り巻く環境，他者との関係性という視点をもつことが重要です。そして，その視点は，ストレスに向き合っている人，ストレスの真っただ中にいる人を理解し，支援することに活かされます。

　次の第2章では，対処行動を考える上で土台となる「ストレスに気づく」ことから進めていきましょう。続く第3章では，ストレスへの対処行動について考えていきます。今すぐに対処行動について知りたい方は，第3章へ進んでください。その後，ストレスへの気づきに興味をもったら，第2章へ戻ってみるとよいでしょう。

コラム1　学習性無力感の講義は学生の心に響く

　毎年行われる心理学の授業では，学習性無力感の実験結果（➡ P.27）から，2つのことを伝えています。

　1つ目は，無力感や無気力は生まれつき持っている生得的なものではなく，学習によって獲得されることがあるということ。2つ目は，無力感や無気力のような行動や態度も再学習によって変容可能である，ということです。

　筆者の授業では，毎講義後に講義を受けて「感じたこと・考えたこと」をレスポンスシートに書いてもらっています。心理学にはさまざまな分野があり，講義の中では，「知覚」「記憶」「学習」「感情」など各分野の代表的な知見を取り上げることが多いのですが，特に，学習性無力感と関連する「学習」の回は，自分の経験と結びつけてレスポンスシートを書いてくれる学生が多くいます。

　中でも印象に残っているのは，アルバイトで塾の講師をしている学生でした。その学生は，自分が教えている生徒のことを思い浮かべながら，今後の自分の関わりについて書いてくれています。そこには，「これまでは『やる気のない子には，もっと厳しくしないといけない』『何を言っても聞かないんだから，教えるのが大変』という思いを抱えながら生徒に向き合っていたが，『もともとやる気がない子なのではなくて，何をやってもうまくいかず，全然わからないことを続けているうちに取り組むことすらできなくなった可能性があるかもしれない』と考えて生徒に向き合うことで，それまでとは異なる関係性が築けるのではないか」という希望が書かれていたのです。

　他には，「大学に入ってから自分自身が学習性無力感を感じ，自分は怠け者だと思っていたけれど，そうではなかったのかもしれない。もう一度やり直してみようと思えた」といったレスポンスが書かれていることもあります。

　そして，講義全体を振り返るレスポンスシートでは，「学習」の回の学びが自分にとって印象的であったこと，実際にアルバイト先で生徒が変わった（前向きに取り組むようになったこと）ことを報告してくれる学生もいます。

　人との関わりの中で，目の前の人が自分にとっては理解できない行動をしていたり，目の前で常識とずれる（と思われる）ことが起こったりすることはあるでしょう。そうしたときに，その現象を別の見方で見ることができないか，と考えるきっかけを心理学の学びから得て欲しいと願っています。

引用・参考文献

荒井政大・後藤圭太（2021）基礎からの材料力学　森北出版

川喜田二郎（1970）続・発想法：KJ 法の展開と応用．中央公論新社

川喜田二郎（2017）発想法 改版：創造性開発のために　中央公論新社

鎌原雅彦・樋口一辰・清水直治（1982）Locus of Control 尺度の作成と，信頼性，妥当性の検討　教育心理学研究，30（4），38-43．

多屋馨子（2003）伝染性単核症　感染症発生動向調査週報，5（23），10-14．

中島義明・安藤清志・子安増生・坂野雄二・繁桝算男・立花政夫・箱田裕司（編）（1999）心理学辞典　有斐閣

永岑光恵・清水康敬（2003）個人の統制がストレス過程におけるコルチゾール分泌に与える影響　心理学研究 74（2），164．

夏目誠・村田 弘（1993）．ライフイベント法をストレス度測定　公衆衛生研究　42（3），402-412．

日本健康心理学会（編）（1997）健康心理学辞典　実務教育出版

ハンス・セリエ（著）杉靖三郎・田多井吉之介・藤井尚治・竹宮 隆（訳）（1988）現代社会とストレス　法政大学出版局（Selye, H.（1976）The Stress of Life, revised edition McGrawHill, NY.）

ハンス・セリエ（著）　細谷東一郎（訳）（1997）生命とストレス　工作舎（Selye, H.（1967）Invivo. The Case for Supramolecular Biology.Liveright，NY.）

ファンデンボス，G.R.（監修）　繁桝算男・四本裕子（監訳）（2013）APA 心理学大辞典　培風館

森 敏昭・吉田寿夫（編）（1990）　心理学のためのデータ解析テクニカルブック　北大路書房

山崎 昶（監訳）（2011）　ペンギン化学事典　朝倉書店（Clugston, M. J.（2009）The Penguin dictionary of chemistry. 3rd ed. Penguin Books, UK.）

リチャード・ラザルス・スーザン フォルクマン（著）本明 寛，織田 正美，春木 豊（訳）（1991）ストレスの心理学：認知的評価と対処の研究 実務教育出版（Richard S. Lazarus, Susan Folkman（1984）Stress, Appraisal, and Coping, Springer Publishing Company, NY.）

日本機械学会　やさしい材料力学 第 1 回「応力とひずみ」（https://www.jsme.or.jp/kaisi/1202-36/）2022/06/01 アクセス

Crum, A., Salovey, P. and Anchor, S.（2013）Rethinking Stress: The Role of Mindsets in Determining the Stress Response, Journal of Personality and Social Psychology, 104

(4), 716-733.

Holmes, T. H. and Rahe, R. H. (1967) The Social Readjustment Rating Scale. J Psychosom Res. 11 (2): 213-8.

Kasl, S., Evans, A., & Niederman, J. (1979) Psychosocial Risk Factors in the Development of Infectious Mononucleosis, Psychosomatic Medicine, 41 (6), 445-466.

Laferton JAC, Fischer S, Ebert DD, Stenzel NM, Zimmermann J. (2020) The Effects of Stress Beliefs on Daily Affective Stress Responses. Ann Behav Med., 54 (4): 258-267.

Rotter, J. B. (1966) Generalized expectancies for internal vs. external control of reinforcement. Psychological Monographs, 80 (Whole No.609), 1-28.

Seligman, M. E. P., & Maier, S. F. (1967) Failure to escape traumatic shock. Journal of Experimental Psychology, 74, 1-9.

Selye, H. (1936) A Syndrome produced by Diverse Nocuous Agents, Nature, vol.138, 32.

Selye,H. (1952) The Story of three Adaptation Syndrome Acta Inc., Med. Publ., Montreal.

Tsuda A. & Tanaka, M. (1985) Differential Changes in Noraolrenaline Turnover in Specific Regions of RatBrain Produced by Controllable and Uncontrollable Shocks Behavioral neuroscience, 99 (5), 802-817.

Weiss, J. M. (1972) Psychological factors in stress and disease, Scientific American, vol. 226 (6), 104-113.

第2章
ストレスに気づく

　嫌なことがあったとき，私たちは気分が落ち込んだり，お腹が痛くなったり，眠れなくなったりします。これらはすべて重要な変化で，ストレスに気づくサインでもあります。そのサインがどのようなプロセスを経て生じたものであるかを考えてみましょう。第2章では，こころとからだのストレス反応として代表的な感情と身体の変化について，そのメカニズムを学び，ストレスに気づくきっかけをつかみます。

1. 感情に気づく

「ストレス」という言葉を考える上で，ストレスの原因となるもの（ストレッサー）とストレス反応はどういうものなのか，あまり振り返る機会はないのではないでしょうか。

授業では，あなたにとってのストレッサーとストレス反応を振り返るというワークを通して，ストレスに「気づく」ことを大事にしています。なぜなら，ストレスに「気づく」ことなしに，ストレスに「対処する」ことは困難だからです。

第1章で取り組んだ「ストレスとは＿＿＿＿」というストレスの定義を考えるワークの結果をみても明らかなように，心理的側面として不安や緊張などの反応，身体的側面として動悸・息切れ，頭痛などの反応が挙げられており，ストレス反応は心理的・身体的両側面に出てくることがわかります。ストレスチェック[1]で用いる調査票（職業性ストレス簡易調査票：**表2-1**のB）では，それぞれに対応する項目が並んでいることに気づくでしょう（心理的反応：1〜18，身体的反応：19〜29）。

ストレス反応としての感情変化

では，まず心理的反応として代表的な感情の変化をみていきましょう。

感情にはさまざまな種類があります。基本感情[2]と呼ばれる6種類には，喜び，恐怖，怒り，悲しみ，嫌悪，驚きがあります。ストレスが起きる状況を思い浮かべると，喜びは減少し，悲しみ，怒り，嫌悪，恐怖などが増加し

[1] ストレスチェック：ストレスに関する質問票（選択回答）に労働者が記入し，それを集計・分析することで，自分のストレスがどのような状態にあるのかを調べる簡単な検査です（『ストレスチェック制度導入ガイド』厚生労働省）。2014年6月25日に公布された「労働安全衛生法の一部を改正する法律」により，新たに創設されたストレスチェック制度で，翌年の2015年12月から年に1回実施することが常時50人以上の労働者を使用する事業場において義務づけられています。

そうであることは想像がつくでしょう。その他，不安や罪悪感なども経験される感情の変化といえます。

このように，ストレス状況下で経験される感情の質は，ネガティブなものが多く，ポジティブなものが少ないです。そして，そもそも基本感情の種類として私たちが経験するものはネガティブ感情の方が多いというのは非常に興味深いことです。なぜなら，人類にとってこれらの感情があることによって今まで生存の可能性を高めてきたことが推測されるからです。

そもそも，なぜ感情には種類があるのでしょうか。ストレス反応として代表的な感情（悲しみ，怒り，不安，恐怖）は，どういうときに体験されるものでしょうか。自分の経験を振り返ったり，他の人のことを思い浮かべたりしながら，それぞれの感情がもつ特徴を考えてみてください。

ワーク⑤　感情にまつわる体験

1. 個人ワーク：「悲しみ，怒り，不安，恐怖」の感情を体験したときのエピソードを思い出しましょう。
2. グループワーク：4～5人組でグループを形成し，個人ワークで思い出したエピソードで共有してもよいものをグループで共有しましょう。それぞれの感情体験に共通する特徴について話し合いましょう。
3. グループごとに考えたことを発表します。

各感情における中心的なテーマが見出せたでしょうか。**表 2-2** を参照しながら，それぞれの感情がどのような状況で引き起こされるのかを確認しましょう。

---

2 感情と表情に関する研究を行ったエクマン博士のグループでは，西洋文化圏から隔絶された文化圏の人々が，西洋文化圏の人の表出する表情から感情が読み取れること，そして彼らの表出する表情もまた西洋文化圏で表出される表情と共通であることを見出すなど，多様な文化における表情研究に基づいて，基本的な6つの感情を表す普遍的な表情があるという理論を提案しました。

表 2-1　職業性ストレス簡易調査票（加藤，2000）

A　あなたの仕事についてうかがいます。最もあてはまるものに○を付けてください。
1.　非常にたくさんの仕事をしなければならない
2.　時間内に仕事が処理しきれない
3.　一生懸命働かなければならない
4.　かなり注意を集中する必要がある
5.　高度の知識や技術がむずかしい仕事だ
6.　勤務時間中はいつも仕事のことを考えていなければならない
7.　からだを大変よく使う仕事だ
8.　自分のペースで仕事ができる
9.　自分で仕事の順番・やり方を決めることができる
10.　職場の仕事の方針に自分の意見を反映できる
11.　自分の技能や知識を仕事で使うことが少ない
12.　私の部署内で意見のくい違いがある
13.　私の部署と他の部署とはうまが合わない
14.　私の職場の雰囲気は友好的である
15.　私の職場の作業環境（騒音，照明，温度，換気など）はよくない
16.　仕事の内容は自分にあっている
17.　働きがいのある仕事だ

B　最近1か月間のあなたの状態についてうかがいます。最もあてはまるものに○を付けてください。

1.　活気がわいてくる	7.　ひどく疲れた
2.　元気がいっぱいだ	8.　へとへとだ
3.　生き生きする	9.　だるい
4.　怒りを感じる	10.　気がはりつめている
5.　内心腹立たしい	11.　不安だ
6.　イライラしている	12.　落着かない

感情を引き起こす中心的テーマとは

　例えば，「悲しみ」は「取り返しのつかない喪失を経験したとき」に引き起こされる感情であることがわかります。皆さんが経験した悲しみの出来事においては，どのような喪失があったでしょうか。

13. ゆううつだ	22. 頸筋や肩がこる
14. 何をするのも面倒だ	23. 腰が痛い
15. 物事に集中できない	24. 目が疲れる
16. 気分が晴れない	25. 動悸や息切れがする
17. 仕事が手につかない	26. 胃腸の具合が悪い
18. 悲しいと感じる	27. 食欲がない
19. めまいがする	28. 便秘や下痢をする
20. 体のふしぶしが痛む	29. よく眠れない
21. 頭が重かったり頭痛がする	

C　あなたの周りの方々についてうかがいます。最もあてはまるものに○を付けてください。

次の人たちはどのくらい気軽に話ができますか?

1. 上司
2. 職場の同僚
3. 配偶者，家族，友人等

あなたが困った時，次の人たちはどのくらい頼りになりますか?

4. 上司
5. 職場の同僚
6. 配偶者，家族，友人等

D　満足度について

1. 仕事に満足だ
2. 家庭生活に満足だ

【回答数 (4 段階)】
A　そうだ／まあそうだ／ややちがう／ちがう
B　ほとんどなかった／ときどきあった／
　　しばしばあった／ほとんどいつもあった
C　非常に／かなり／多少／全くない
D　満足／まあ満足／やや不満足／不満足

　ここで，ホームズとラーエが作成した社会的再適応評価尺度の一覧表を振り返ってみます (➡ p.19)。LCU (出来事による個人に及ぼす影響の程度) が最も高いライフイベントは，「配偶者の死」でした。身近な人の死やペットの死に代表されるように，大切にしていた人やものを失うことは，私たちにとって大きな環境変化をもたらす体験となり，そのときに感じられる代表

表2-2　各感情における中心的なテーマ（Smith & Lazarus, 1993 の
　　　　Table1 をもとに作成）

感情	中心的テーマ
悲しみ	取り返しのつかない喪失。害や損失に対する無力
怒り	他責（自分自身や自分のもの，もしくは社会に対する攻撃や侮辱）
不安	脅威（漠然とした不確実であるが実在する脅威への直面）
恐怖	危険（直接的に身に迫る具体的な危険に直面）

的な感情が「悲しみ」となります。

　死だけではなく，私たちは成長の過程でさまざまな経験をしたり，何かを
手に入れたりすると同時に，喪失体験を繰り返していきます。ある一定の年
齢になるまでは，年を重ねることは成長の証となりますが，中高年の年代に
差し掛かると，これまでできていたことができなくなるといった能力の衰え
から「若さの喪失」に悲しみを覚える人もいます。

　次に，「怒り」です。怒りは「他責（自分自身や自分のものに対する攻撃
や侮辱）を経験したとき」に引き起こされる感情です。「自分自身や自分の
もの」とは，自分が大事にしているものや価値観，または規範と言い換える
こともできるでしょう。つまり，「こうあるべき」「こうすべき」と思ってい
る自分の規範や大切にしていることとズレたり，外れたことを見聞きしたと
きに沸き起こってくる感情ということです。本書を読んでいる皆さんもふと
したとき，ちょっとしたことにイライラすることは日常的によく経験すると
思います。些細なことに感じる「ちょっとしたイラッ」から，攻撃行動につ
ながってしまうような強度の強い怒りまで，イライラの程度は幅広く経験さ
れます。

　怒りは攻撃行動につながる可能性を有している感情であることから，社会
問題として取り上げられることもあります。近年，怒りのコントロールを目
的としたアンガーマネジメント研修が企業などで導入されています。最近は，

企業が自分たちの組織内でアンガーマネジメントファシリテーターを養成すべく講座が多数開かれており，多くの人が受講しています（棚澤，2022）。このように怒りの感情は，「コントロールすべきもの」と考えられがちですが，その前にまず怒りがどのような場面で引き起こされやすいものであるのかという点を押さえておきましょう。

　そして，次には「不安」と「恐怖」をまとめて取り上げます。

　不安と恐怖は脅威や危険といったキーワードで表現されていることから，似た感情ではないかと思うかもしれません。しかし，時間軸という観点を用いると明確に相違があることがわかります。

　恐怖は脅威が「いま・まさに」目の前で起きている，という状況において体験される感情であるのに対し，不安はこれから起こるかもしれない脅威に対して経験されるものです。つまり，恐怖はいま・ここでの体験に結びついた感情であって，不安は未来志向の感情といえます。

感情の機能

　さて，それぞれの感情がどういうときに生まれるのか述べましたが，次は怒り，悲しみ，不安，恐怖という感情の機能を考えていきましょう。

　前述したように，なぜ感情には種類があるのでしょうか。感情は，行動を喚起し方向づけることができます。感情ごとに，喚起される行動は異なるのでしょうか。もし同じならば，私たちが複数の感情をもつ意味はあるのでしょうか。

　そこで，それぞれの感情が役立った体験を思い出してもらいたいと思います。「役に立ったって？　そんなことないよ」ととっさに思った人もいることでしょう。また「そんなこと考えたことないから，難しいなぁ」と頭を抱えている人もいるでしょう。これまで出てきた感情は，一般的にネガティブ感情と呼ばれるもので，その感情を抱くことで自分に役立ったことなんてあ

るはずがない，と考えているかもしれません。

　では，先ほどのワークのエピソードを思い出しましょう。そして，そのエピソードを体験したときに，感情が生起していなかったら，と想像してみてください。

＊

　想像しましたか？　最もわかりやすく感情の有無を意識するのは，恐怖体験のエピソードではないでしょうか。直接的に身に迫る危険（例えば，車が赤信号を無視して自分が渡っている横断歩道に突っ込んでくる場面）に直面しているとき，何も感じずに，そのまま横断歩道を渡り続けてたらどうなるでしょう。車と衝突する危険が直接あなたに降りかかり，大けがを負ってしまうでしょう。

　この場面では，恐怖を感じることで，その場面から逃避することが適応的な行動といえます。つまり，恐怖という感情は，危険を避けようとする行動を喚起させる機能をもっているのです。

　その他の感情は，どのような機能を有しているのでしょうか。

　まず，怒りという感情の場合を考えてみましょう。

　怒りは，自分自身や社会に対する攻撃や侮辱を経験するときに沸き起こる感情でした。例えば，規範を守らない人（電車のホームできちんと並ばずに，横入りをする人）に対してあなたは「皆がルールを守っているのに，あなたはなぜ守らないのか！きちんと並ぶべきだ！」と怒りを感じていることでしょう。そして，その次の段階でどのように行動が表出するかが問題となります。あなたはその相手に対して，「皆並んでいますよ。横入りはいけませんよ」と冷静に伝えたり，「並んでなかったでしょ，ルールは守らなきゃ！」と声を荒らげたりするかもしれません。場合によっては言葉ではなく，にらみつけたり，体を押したりするなど，さまざまな表出行動が考えられます。

つまり，この表出行動の裏には，相手に，規範の順守を求めていることがわかるでしょう。

これは人間だけに限った話ではありません。他の動物の世界に目を向けてみると，自分の縄張りに入って来ようとする相手に対して威嚇という行為が表出されることがあるのを思い出すでしょう。これは，怒りの進化的起源が「なわばり防衛行動」であり，威嚇という行為によって相手をその場から去らせる，といった目的のための行動と位置づけられます（戸田，1992）。

このように怒りという感情は，自分の縄張りを侵害されたり，社会的な規範を逸脱した行為を受けたりしたときにわきあがります。相手に逸脱行動をしたことに気づかせ，修正を求めるという行動につながり，自己防衛や社会維持のための重要な機能を有していると考えられます。

つまり，怒りは攻撃行動につながる可能性を有しているが，直接的な攻撃行動に結びつくわけではなく，攻撃は怒りの後に生じる数ある行動のうちの一つに過ぎないということになります（湯川，2008）。

怒りがすぐに攻撃行動に結びついていたら，対人関係にさまざまな問題が生じてくることは想像に難くないでしょう。多くの場合，私たちは「攻撃」ではない対処の仕方で怒りの感情をコントロールしながら，人間関係を維持しています。

しかし，社会問題化しているパワーハラスメントなどが起きる環境においては，怒りの感情から喚起された攻撃行動（言葉による暴力や身体的暴力など）が，本来の感情の機能をうまく活かせずに表出してしまっています。先に述べたアンガーマネジメントでは，怒りの感情をなくしたり，抑えたりするのではなく，なぜ怒りを感じるのか，それを引き起こす規範や自分が大切にしている価値観に気づくことを通して，感じた怒りを適切な方法で処理していくことが求められています。また，攻撃行動による怒りは人間関係に影響を及ぼすだけではなく，自分自身の健康にも影響を及ぼす可能性があることに目を向けておくことが重要です。

怒りの感情は，生理的な反応として顕著に現れます。怒っているときの自

分の身体はどのような反応を起こしているでしょうか。

　人によって異なりますが，多くは心臓の鼓動が早くなっている感覚を味わっていると思います。これは，後述する自律神経系を構成する交感神経系（心臓を含む身体の各臓器の活動を亢進させ，戦うモードに導く系）の活動が強まり，一方の副交感神経系（各臓器の活動を抑制させ，リラックスモードへ導く系）の働きが弱まっている状態なのです。

　怒りを持続しやすい人は，そうではない人と比較して副交感神経系の活動が有意に低いことが研究から示されている（Watanabe & Kodama, 2003）ことからも，怒りを持続しやすい人の自律神経系のバランスは交感神経系優位に傾いていることがわかります。

　特に臨床的な研究から，怒りと心臓病に関連する研究は多くあり，怒りを無理に抑えてしまう行動は，冠状動脈性心疾患の発症リスクを有意に高めることが示されています（Denollet et al., 2010）。健康に過ごすためにも，人間関係を良好に保つ上でも，怒りの感情を理解することが重要であることがわかっていただけたでしょうか。

　次に，悲しみです。「悲しみ」を感じているとき，私たちは元気よく動き回ることはおそらくできないでしょう。締め付けられるような胸の痛みや，喪失からくる虚無感に襲われ，体を動かすことすら億劫になり，世界が色を失い，時が止まったかのような空間に置かれ，じっと引きこもる，という行動がみられることが多いでしょう。他にも，一人で静かに泣くこともあるでしょう。

　悲しみに打ちひしがれている状態は，本人にとってはとても辛く，簡単には気持ちを切り替えることなどできません。「悲しみが癒える」と表現されることがありますが，悲しみのプロセスは，喪失感の大きさ，失ったものとの関係性などさまざまな要素が複雑に絡み合い，時間をかけて軽減ないしは，質が変容していきます。

　悲しみの感情は，「泣く」という行為を引き起こします。泣くことは，そ

れによりカタルシス[3]が生じるだけなく，他者の援助を引き起こし，社会的絆を強化，促進する機能をもつことが指摘されています（Hendriks et al., 2008）。泣くことでカタルシスが生じるとはいえ，多くの場合，私たちは泣くことを抑圧しているのではないでしょうか。

　例えば，家族や友人など親密な関係にある人が亡くなり，死別体験があったとき，私たちは悲嘆（grief）に暮れます。ここでの悲嘆とは，近年の死別研究の知見から，「愛着対象を失った場合に生じる一般的な反応であり，時間経過とともに変化しながら最終的に回復するプロセス」とまとめられ，臨床心理学や精神医学の領域では，遺された人において一定の期間示される精神的，心理的な悲しみの後遺症を「悲嘆反応（Grief Reaction）」と定義しています（小西・白井，2007）。

　このように悲しみという感情は，自分にとって大切な人やものを失った場合に生じる一般的な反応です。しかし，「悲嘆に関して一般の人が持っている知識は驚くほど少ない」（小西・白井，2007）といわれているように，私たちは，悲しみについて考えたり，話し合ったりする機会をもつことはほとんどなく成長します。そして，多くの場合，この悲しみに伴った泣く，といった行為は抑圧される傾向にあります。例えば，「人前で泣いてはいけない，泣くのは弱さの表れである」と，知らず知らずのうちに私たちは成長の過程で学んでいるのではないでしょうか。特に男性に，「男なのだから，泣くな」という言葉が投げかけられていることを聞いたことがあるでしょう。

　しかし，喪失に伴う苦痛を回避しようとして悲しみの感情を抑圧し，感じないように，涙を流さないようにして，悲しみを避けることは，「悲しみぬくことそのものに癒す力がある」（Ross & Kessler, 2005 上野訳 2007）という悲しむという過程がもつ機能を活かせていないことを示しています。また，『死ぬ瞬間』などの著作で知られるキュブラー・ロスは最後の著作『永遠の別れ』の最後の章で結びの言葉として，「悲嘆という贈り物」と題して，次

---

[3] カタルシス：ギリシャ語の「浄化，清めること」が語源で，一般的には，強くうっ積した感情の解放を意味します。

のように述べました。

> 喪失を体験したあとの時間は，悲嘆においても治癒においても重要な時間である。悲嘆というこの贈り物は，けっして忘れることのない絆^{きずな}の完成を意味している。

　このように，悲しみという感情経験を通して，失ったものとの関係性を新たに築くプロセスが悲しみの機能であるという視点は，私たちに悲しみとの向き合い方への新たな気づきを与えてくれることでしょう。

　次に，不安についてです。例えば，学生時代のことを振り返ると，不安といえば，多くの人は試験や就職活動における不安が中心だったのではないでしょうか。中には，定期試験を楽しみにしている珍しい人もいるかもしれませんが，多くの人にとって定期的にやってくる試験は憂鬱なものでしょう。
　日本の大学生を対象としたストレッサー一覧表（➡ p.23）においても，就職試験や学校の試験などは，LCU 得点の高いライフイベントとして位置づけられています。心理的ストレスの研究においても，大学生の試験期ストレスはテーマとして長く研究が続けられているものの一つです（永岑・中村，2000 など）。
　では，試験期において経験される不安とは具体的に何に対して抱いているのでしょうか。
　それはいうまでもなく，わからない問題が出たらどうしよう，解けなかったらどうしよう，ひいては悪い成績がついたらどうしよう，単位を落としたらどうしよう……といった，不確実ではあるけれど，そうなる可能性がある脅威に対する感情でしょう。
　さて，皆さんはこうした不安を感じると，どのような行動を起こしますか。
　例えば，不安な気持ちを落ち着けるために，気分転換を図ろうと，自転車に乗って出かけたり，カフェに行ってお茶を飲んだりする人もいるでしょう。

わからない問題を友人に教えてもらいに行ったり，先生に聞きに行ったりする人もいるでしょう。

　どの行動も不安を軽減するための行動です。特にわからない問題があれば友人に教えてもらいに行く行動は，不安という感情によって，「わからない問題を放置して試験に出題されて解けない」という失敗を回避するための行動を喚起させてくれたと考えることができます。つまり，これらの行動は適応的な反応といえるでしょう。

　不安が高いことは一般的に不適応と捉えられる傾向があり，就職への不安と抑うつとの関連について検討した研究では，就職活動に対する過度な不安は精神的健康にとって望ましいことではないことが示されています（藤井，1999）。確かに，過度な不安は適応的な行動を抑制してしまい，失敗につながる可能性があります。しかし不安の本質は，脅威が現実にならないように適切な行動を喚起させるものであることを押さえておくのが重要です。

　私たちは，日々さまざまな感情を経験しています。しかし，その感情の経験に目を向け，どのようなプロセスを経てその感情が喚起されたのかを考える機会はあまりないでしょう。ここでは，感情の中心的テーマと機能について解説してきましたが，感情が喚起されるメカニズムを理解することで，無理に感情を抑え込んだり，飲み込まれたりせずに，多様な感情の機微に気づき，自分の置かれている状況への理解を深めることができるでしょう。感情のメカニズムを知ることは，ストレス反応の重要な側面の一つである心理的側面への対処につながるのです。

コラム2　映画で学ぶ「感情」

　2015年に公開されたディズニー／ピクサーによる『インサイド・ヘッド』という映画をご存じでしょうか。この映画には，「ヨロコビ（喜び）」「カナシミ（悲しみ）」「イカリ（怒り）」「ムカムカ（嫌悪）」「ビビリ（恐怖）」という5つの感情が擬人化され，キャラクターとして登場します。11歳の女の子ライリーが父親の仕事の都合で田舎から都会に引っ越し，新しい生活を始めていく過程を彼女の感情変化に焦点を当てて描いた内容となっています。

　私はこの映画を公開されてすぐ，映画館で視聴しました。脳神経科学や心理学の知見をもとに作られたという前情報もあったので，心理学を研究する者にとって大変関心があり，期待を胸に観に行きました。

　記憶の形成過程など，心理学のさまざまな知識がスクリーン上に鮮やかに描き出され，笑いあり涙ありの心揺さぶられる映画体験でした。

　感情を，ネガティブやポジティブといった観点ではなく，それぞれに大事な役割があることを，ライリーの体験を丁寧に辿っていくことで私たちに気づかせてくれます。引っ越しという体験は，まさに，これまでの慣れ親しんだ生活の喪失体験です。「カナシミ」が大事な感情として登場してきます。しかし，新しい仕事を始めようとして困難な状況にある父親のことを思いやり，心配をかけないため，母親から明るく元気に振舞うことを求められたライリーは，「カナシミ」をわきに追いやり，元気に笑顔で「ヨロコビ」の感情を表現するよう努力を重ねます。そのような状態を続けてしばらくすると，ライリーは悲しみも喜びも感じられない状態になってしまいます。残りの「イカリ」「ムカムカ」「ビビリ」の感情だけで，その後生きていけるのでしょうか。ライリーはその後「カナシミ」「ヨロコビ」の感情を回復させることができるのか，関心をもった方はぜひ観てください。最後にはもちろんハッピーエンドが待っています。

2．身体の変化に気づく

　身体的側面に現れる代表的なストレス反応として思いつくのは，心臓の拍動数の増加や手に汗を握る，といったものではないでしょうか。他にも頭痛や腹痛など，痛みを伴う変化を挙げる人もいることでしょう。

　職業性ストレス簡易調査票（**表2-1**）をみると，B）の 19 〜 29 は身体的反応を指していますが，頭から胃腸まで，全身のさまざまな部位に変化が現れています。また，身体の変化として，ストレス関連疾患として知られる心身症（**図2-1**）を思い浮かべた人もいるかもしれません。代表的な心身症としては，胃・十二指腸潰瘍などが挙げられます。

　このように身体の変化はストレッサーに直面している際に生じる急性ストレス反応と呼ばれるものから，慢性的なストレス反応による疾患発症に至るものまで幅広くあります。どのような変化が身体に現れるのかを知っておくことは，変化に気づく可能性を高めます。

　通常，私たちの身体は環境の変化に適応しようと意識的に反応するわけではなく身体「自ら」が自律的に反応してくれているため，私たちはその変化に気づくことはあまりありません。しかし，変化に気づいたときに何らかの対処ができるようにすることは，心身の健康を保つ上で重要です。対処についての詳細は，第3章で記しますが，ここでは，呼吸，血液循環，消化など身体反応の中枢を担う自律神経系の活動がストレス心理学を学ぶ上で重要であることを知ってほしいと思います。

そもそも神経とは

　神経系は大きく「中枢神経系」と「末梢神経系」の2つに分かれます。中枢神経系は脳と脊髄であり，末梢神経系はそれ以外すべての神経系を含みます。末梢神経系は，全身に分布して中枢神経系に出入りする神経系です。

66

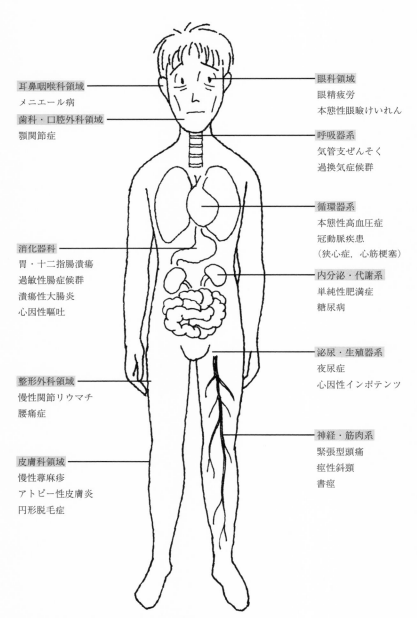

耳鼻咽喉科領域
メニエール病

歯科・口腔外科領域
顎関節症

消化器科
胃・十二指腸潰瘍
過敏性腸症候群
潰瘍性大腸炎
心因性嘔吐

整形外科領域
慢性関節リウマチ
腰痛症

皮膚科領域
慢性蕁麻疹
アトピー性皮膚炎
円形脱毛症

眼科領域
眼精疲労
本態性眼瞼けいれん

呼吸器系
気管支ぜんそく
過換気症候群

循環器系
本態性高血圧症
冠動脈疾患
（狭心症，心筋梗塞）

内分泌・代謝系
単純性肥満症
糖尿病

泌尿・生殖器系
夜尿症
心因性インポテンツ

神経・筋肉系
緊張型頭痛
痙性斜頸
書痙

図2-1　ストレス関連疾患（心身症）

　末梢神経系はさらに「体性神経系」と「自律神経系」に二分されます。体性神経系は身体を動かしたり，痛みを感じるときに働きます。外部環境とのやりとりを担っている神経系なので，その機能はわかりやすいです。

　それに対して「自律神経系」は「自律」という文字通り，自動的に自分の意志とは関係なく動いています。また，自律神経系は内臓や腺と結びついており内部環境の調整を担っているため，通常意識されることはありません。

自律神経系の活動

　表2-1における身体的反応を示す項目は，自律神経系の活動性が亢進したことによって引き起こされる反応です。自律神経系（autonomic nervous system: ANS）は，その名の通り自律的に働いていますので，意識に支配されずに自動的に活動しています。

　この神経系は，交感神経系（sympathetic ANS）と副交感神経系（parasympathetic ANS）に分けられ（図2-2），2つの系が拮抗的に働きながら生命を維持しています。交感神経系は，緊急事態において身体を備えるために活性化される一方，副交感神経系は安静時に活性化します。例えば，交感神経系は心拍数を上昇させますが，副交感神経系は下降させます。表2-3に示すように，その他，全身の器官や組織において2つの系は拮抗的に働きます。

　この交感神経系の反応は緊急事態において亢進し，怒りや恐れの感情に伴って導かれる行動（怒りは攻撃する行動，恐れは走る・逃げる行動）と結びついています。これをアメリカの生理学者キャノン（Cannon, 1932）は，闘争・逃走反応（fight or flight reaction）と名づけました。

　闘うか逃げるかといった緊急事態では，安静時よりも呼吸は増えて，闘ったり逃げたりする行動を支える身体の状態を作ります。心臓は早く打ち，手に汗を握り，血圧は上昇し，血液は胃や腸から心臓や中枢神経系および筋肉に移動し，消化器官系への血液量は低下します。キャノンは，猫を対象とし

68

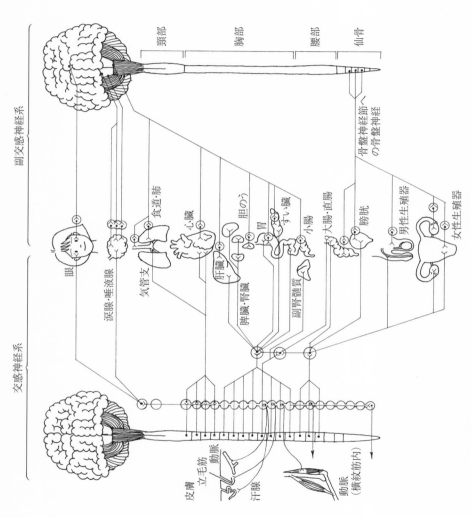

図 2-2　交感神経系・副交感神経系（Kandel, E.R.et al., 2014 をもとに作図）

表 2-3　自律神経系の働き—交感神経系と副交感神経系の比較

交感神経系	器官・組織 (働き)	副交感神経系
(促進・粘液性)	唾液腺 (唾液の分泌)	促進・うすい唾液
促進	汗腺	—
促進	心臓の拍動	抑制
上昇	血圧	低下

て行った詳細な実験から，大出血を起こしたり，外敵に遭ったり，怒りなどの感情が喚起されたりしたときにこれら一連の身体の変化が起こることを見出しました。そして，一見ばらばらのように見えるこれらの反応は，緊急事態という状況に直面したとき，生存していくという目的のために統一された一連の反応としてみなすことができます。そして，交感神経系の活発な働きと副腎髄質から放出されるアドレナリンによって引き起こされることを明らかにしました。

交感神経が活発になる緊急事態とは

　では，私たち人間にとって脅威となる緊急事態にはどのようなものがあるでしょうか。その最たるものは，災害や事件・事故などのトラウマティックな出来事でしょうが，ここでは日常生活における緊急事態を考えていきたいと思います（トラウマティックストレスについては，第 4 章で詳述）。

　例えば，定期的に直面する試験や人前でのプレゼンテーションなどは，逃げたいけれど逃げられない状況で，戦うことが求められる事態といえるのではないでしょうか。表 1-7（➡ p.23）のように，大学生にとってのライフイベント一覧表には，単位取得や学内試験が含まれています。このような状況は脅威となりうるため，緊張感や不安感が高まります。試験や人前でのプレゼンテーションの前日には，集中力を高め一生懸命勉強や練習をすること

でしょう。このとき，私たちの身体は交感神経系優位の状態になっています。心拍数や血圧は上昇しているでしょうし，手に汗を握っているかもしれません。いつもなら感じない心臓の拍動に気づくくらい，身体が変化していることもあるでしょう。

　このような変化を感じたときに，どのような考えが頭に浮かぶでしょうか。「こんなに心拍数が上がっているなんて，自分はなんて一生懸命頑張っているんだろう！」という考えが浮かびましたか。「こんなに心拍数が上がっているなんて，いつもの自分じゃないから，きっと失敗するに違いない……」という考えが浮かぶ人もいるかもしれません。もしかしたら，以前に一生懸命頑張って準備したのに成果が伴わなかった経験があると，そのときの身体の反応（心拍数上昇）とうまくいかなかった，という結果が結びついてしまうことがあります。そうすると，心臓がどきどきしてくると，自動的にまた失敗するのではないかと不安が高まってしまっているかもしれません。失敗すると思うとさらに不安感が高まり，交感神経系がより活発に機能することにつながります。

　緊張感や不安感以外にも，脅威を感じる緊急事態に体験される代表的な感情には「怒り」があります。怒りに伴う身体変化は日常的に多く経験されます。心理的ストレスモデルを提唱したラザルスは，ストレッサーとして社会的再適応評価尺度で見てきたような人生上経験する出来事（ライフイベント）よりも，「デイリーハッスル」が心身の健康状態よりもよく予測することを示しました（Kanner,A.D. et al., 1981）。

　「デイリーハッスル（Daily Hassle）」とは日常の慢性的な煩わしい出来事を指し，具体的には，体重の悩み，家族の健康問題，やるべきことが多すぎること，置忘れや物の紛失など，些細でかつ頻繁に経験されるさまざまな出来事も含まれています。日本語で「日常の苛立ち事」と訳されることからもわかるように，イライラ感を伴います。キャノンの闘争・逃走反応でも前述したように，怒りの感情は交感神経系優位の身体反応を伴います。イライラ感は怒りの感情の中では必ずしも強度は高くないでしょうが，イライラした

ときの身体反応はやはり交感神経系優位となるでしょう。最近体験したイラ
イラした出来事を思い出してみてください。思い出しただけでも，心臓の拍
動が早くなったのではないでしょうか。一つ一つの些細な出来事はすぐに解
消されるかもしれませんが，そのたびに交感神経系が活性化し，場合によっ
てはそれが繰り返され，長期化すると身体は次第に疲弊し，さまざまな疾患
の発症につながっていくことになります。

身体反応に対する認知的再評価の効果

　このように，緊急事態においては交感神経系が活性化しますが，実は同じ
身体反応に対して異なる認知的評価をすることはできるのです。そして，そ
の認知の仕方によってその後の心身の反応や行動は影響を受けます。ある実
験では，交感神経系の活性化が害をもたらすのではなく，ストレス状況にお
ける適応的な反応であると捉えることによって身体の反応が変化することを
明らかにし，同じ状況をもう一度考え直してみるという認知的再評価（再評
価のプロセス）の有効性を示しました（Jamieson et al., 2012）。

　この実験では，被験者を 2 つのグループに分け，1 つのグループには以下
の教示文を読ませ，もう 1 つのグループにはそのような情報を与えずに，ス
トレスフルな課題[4] を遂行させました。

> *ストレス反応は害をもたらすものではなく，ストレス状況下でうまくや
> り遂げるために進化してきたものであり，ストレス反応は機能的で適応
> 的である*

　結果は，情報を与えられたグループの被験者は与えられなかったグループ
と比較して，より適応的な身体的反応[5] を示したのです。教示文を与えられ
たグループは，ストレス状況を「脅威」ではなく「挑戦的」と捉えたことで，

---

[4] トリア社会的ストレステスト（Trier Social Stress Test: TSST）。TSST は，実験室状況下で中
　程度の心理社会的ストレスを誘発させるための標準化されたストレスプロトコルで，3 分間の短
　時間の準備期間，人前での 5 分間のスピーチと 5 分間の暗算課題からなります（詳細は，『スト
　レス百科事典』（丸善出版）Trier Social Stress Test の項を参照）。

心臓の効率を高め，血管が拡張し，血液の流れがよくなっていたのです。

　身体的な変化に気づき，その変化をどのように受け止め，それに対してど
のような認知的再評価を行うかによって，ストレスを受ける過程は変わって
きます。まずは自分の身体の状態に注意を向けてみることから始めるとよい
でしょう。

---

[5] この研究で示された身体的変化の相違は，総末梢血管抵抗（total peripheral resistance: TPR）
と心拍出量（cardiac output: CO）に現れており，教示文を読んだグループは読んでいないグルー
プと比較して，TPR が低く，CO が高いことが示されました。血圧上昇には，TPR と CO の増
加が関与しており，それぞれが血行力学的反応パターンとして血管優位反応パターンと心臓優
位反応パターンの反応として対比されています。血行力学的動態に関する詳細は，『生理心理学
と精神生理学』第 I 巻 9 章を参照。

コラム3　アスリートと一般人の安静状態の違い

　心理生理的ストレス反応を計測する実験においては，安静時とストレッサー負荷時の反応の差を個人差要因から検討することが多くあります。特に，生理的な反応は個人差が大きいため，ストレッサー負荷時の反応だけを測定しても，ストレッサーに対しての反応と捉えてよいのかわかりません。そのため，「安静時」といわれる状態を作り，安静時のベースラインからの変化量としてストレス反応を評価します。そのときの教示文には，例えば，「いろいろなことを考えずゆったりと安静に過ごしてください」であったり，「目を閉じて，寝ない程度にリラックスして過ごしてください」などと言われたりすることがあります。

　これまで多くの人を対象としてさまざまなストレス実験を行ってきましたが，「安静に過ごしてください」と言われて，たいていの人は，ぼーっと過ごしてしまうことが多く，積極的に呼吸法などを行い，リラックス状態を意図的に作った人はほんの一握りでした。安静状態を作ることが多くの人にとってあまり意識的に行われていることではないことがわかります。

　さて，ある研究では，アスリート群と対照群（年齢などをアスリートと揃えた群）の安静15分間の自律神経系活動が比較されました。どのような違いがみられたのでしょうか。結果は，アスリート群が有意に副交感神経系の活動が高い，というものでした（林，1999）。

　アスリートは，ここぞという場面で最高のパフォーマンスを出すための訓練を続けています。つまり，安静時とここぞという場面で身体の状態，自律神経系のバランスを意識的に切り替え，安静時という身体を休ませる場面においては，副交感神経系優位の状態に意識的に切り替えることに長けているということです。

　以前，元アスリートの研究者と一緒に研究する機会がありました。そのとき，リラックスするということが受動的な状態ではなく，能動的に作り出されているものなのだとを話してくれたことを思い出します。緊張状態が長く続いていることに気づいた方は，意識的に安静状態を作り出すことにチャレンジして欲しいと思います。

3. 身体の仕組みから理解するストレス

　私たちの身体は，神経系，内分泌系，免疫系が相互に作用し合いながら，
恒 常 性を維持しています。恒常性の維持（homeostasis）は，闘争・逃走反
応（fight or flight reaction）として知られる生体反応を明らかにしたキャノ
ンによって概念化されています。

　前項では神経系の活動を述べてきましたが，内分泌系や免疫系もストレス
を理解する上でとても重要な生体システムです。以下，3つの系の相互作用
について取り上げます。

　まず，図 2-3 では，ストレス反応における2つの系（神経系と内分泌系）
があることがわかるでしょう。これは，ストレッサーを認知すると、神経系

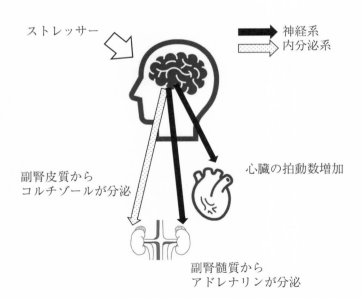

ストレッサー　　　　　　　　　　　　　　　　　■■■▶ 神経系
　　　　　　　　　　　　　　　　　　　　　　　▷ 内分泌系

副腎皮質から
コルチゾールが分泌　　　　　　　　心臓の拍動数増加

副腎髄質から
アドレナリンが分泌

図 2-3　ストレッサーに対する自律神経系・内分泌系の反応
　　　（概略図）

を介して心臓の拍動数が増加したり，副腎髄質からアドレナリン（別名：エピネフリン）というホルモンが分泌されます。また内分泌系を介して，副腎皮質からコルチゾールというホルモンが分泌されます。

　それぞれ，交感神経—副腎髄質（sympathetic-adrenal-medullary：SAM）軸と視床下部—脳下垂体—副腎皮質（hypothalamic-pituitary-adrenocortical：HPA）軸と表現されます。

　図2-4にそれぞれの仕組みの詳細が示されています。

　SAM軸は脳幹の青斑核を起点とし，副腎髄質を刺激し，アドレナリンやノルアドレナリン（別名：ノルエピネフリン）を分泌させる中枢神経系に由来する交感神経系の調節を担います。アドレナリンは心拍出量を増大させ，糖新生によってエネルギー産生を活性化させます。これらのカテコールアミンは，エネルギー生成機構をすばやく起動させ，あまり重要でない器官の機

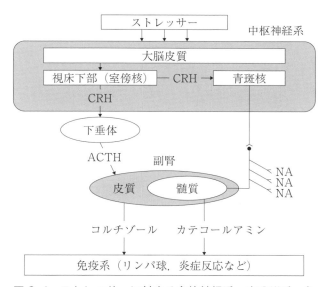

図2-4　ストレッサーに対する自律神経系・内分泌系・免
疫系の反応（堀・尾崎，2017　図14-1-1より）

能をダウンレギュレートし，生体を状況に適応させます。

　一方，HPA 軸は，中枢神経系と内分泌系を結びつける，生体における主要な調節および制御系です。ストレッサーを受けると，視床下部は副腎皮質刺激ホルモン放出ホルモン（corticotropin-releasing hormone: CRH）を分泌し，それによって脳下垂体前葉から副腎皮質刺激ホルモン（adrenocorticotropic hormone: ACTH）の分泌が促進し，ACTH の作用によって最終的に副腎皮質からコルチゾールというホルモンが分泌されます。コルチゾールは，糖新生を促進させ，カテコールアミンの作用を増強します。また，コルチゾールには抗炎症作用があり，炎症反応を抑制する作用や免疫系を抑制する作用もあります。さらに，この系は，さまざまなネガティブフィードバックループで制御されていることがわかっています。副腎皮質から分泌されたコルチゾールは血中を通って視床下部や下垂体に戻っていき，コルチゾールに反応する糖質コルチコイド受容体（glococorticoid receptor: GR）を介して，CRH や ACTH の合成と分泌を抑制します。また，海馬も GR を多くもっており，CRH の放出を抑制する方向で働きます。

　さて，SAM 軸や HPA 軸の賦活はそれぞれ免疫系にも大きな影響を及ぼします。図 1-4（➡ p.15）で示した警告反応の典型的三兆候の一つ「胸腺，脾臓，リンパ節の萎縮」にみられる免疫系の器官の変化は，交感神経系の支配を受けるとともに，コルチゾール分泌によって引き起こされます。これまでの研究の蓄積から，急性のストレス状況では NK 細胞[6] 数の増加に示されるような免疫機能の一過性の賦活化がみられる一方，慢性的なストレス状況においては免疫機能が抑制されることが示され，神経─内分泌─免疫系がクロストークしながら経時的に変化していくことが明らかにされています（久保，2020）。

　生体では，これら 3 つの系が意識的な制御を伴わない素晴らしいクロストークを担ってくれていることで生命が維持されています。キャノンはこの

---

[6] NK 細胞（ナチュラルキラー細胞：natural killer cell）：自然免疫の一つ。自然免疫系は，細菌やウイルスなどの外来抗原の侵入に対して迅速に反応して排除しています。

ような生体の恒常性の維持について，「自由の基盤としての恒常性維持」と表現しています（Cannon, 1932 舘・舘訳 1981）。

　　必要なからだの働きを安定に保ち，恒常性を維持する仕組みがあるお
　かげで，個人としてのわれわれは，そのような骨の折れる仕事から解放
　されている——われわれはからだについての不安に妨げられることな
　く，自由に友達と楽しく付き合い，美しいものを楽しみ，われわれの身
　の回りの世界の驚異を探求しそれを知り，新しい思想や興味を発展させ，
　働きそして遊ぶことができる。

　私たち一人一人には「自由」の基盤として，進化の過程で備わった素晴らしい恒常性維持の仕組みがあります。この仕組みが安定的に機能できるように，ストレス反応として現れる身体の変化への気づきは対処につながる一歩となります。

コラム4　ポリヴェーガル理論とは

　自律神経系の働きは交感神経系と副交感神経系の2つの系によって調整され，お互いに拮抗的に働くことでバランスをとっていると，p.67でも説明しました。

　交感神経系は覚醒・緊張を，副交感神経系は休息・弛緩を担っており，キャノンの闘争・逃走反応においては交感神経系が高まることで生命を維持する行動が支えられていることを確認しました。しかし，緊急事態において必ずしも闘争・逃走のみが生命を維持する行動として位置づけられるものではなく，闘うことも逃げることもできず，死んだかのように動かない（不動化）状態，いわゆる「凍りつき（freezing）」と言われる反応も起こります。

　このような反応は，特にトラウマ状況においてみられることが知られています。従来の自律神経系の交感神経系―副交感神経系の2つの神経系を基盤とする自律神経系の理解では，この反応の説明がつきません。

　そこで登場したのが「ポリヴェーガル理論」という自律神経系に関する新しい理論です。この理論では，副交感神経系が腹側迷走神経系と背側迷走神経系の2種類に分けられ，交感神経系を含め3つのシステムによって自律神経系が互いに調節し合いながら生命を維持しているとされています（Porges，2011）。

　腹側迷走神経系は，従来の副交感神経系の働きとして知られる休息・弛緩を担当し，背側迷走神経系は凍りつきのような不動化を担当するものとして区別されます。これによって，緊急事態における闘争・逃走反応として交感神経系の活性化だけではなく，背側迷走神経系の活性化による不動化という2種類の防衛行動を理解できるようになりました。背側迷走神経系は交感神経系とともに防衛的行動の神経基盤として，そして，腹側迷走神経系は社会的交流という行動の神経基盤として位置づけたのです。

　この理論の興味深いところは，3つのシステムの関係性を階層的に構築しているところにあります。自律神経系の系統発生的な進化は，背側迷走神経系の起源が最も古く，軟骨魚類以降のほぼすべての脊椎動物が有していて，次に硬骨魚類以降に交感神経系が，そして哺乳類以降に腹側迷走神経系が出現するといった流れとされています（津田，2019）。

　そして，これらのシステムの脅威に対する状態遷移は，系統発生的に最も

新しい神経系である腹側迷走神経系を用い，それが機能しない場合により古いシステムである交感神経系，そして次に背側迷走神経系の活用に進むと考えられています。

　ストレス状況において，まずは社会的交流システムを用い，穏やかで安全を感じられるように他の人とつながろうとすることは，私たちの神経基盤として備わっています。これは，私たち人間が社会的動物と呼ばれる所以（ゆえん）としても非常に納得のいくことです。2020 年の春頃から新型コロナウイルス感染拡大が世界的な脅威となり，私たちは，人との接触を軽減させることを強いられてきました。ポージェス（Porges, 2020）が指摘するように，生物学的には社会的交流を介してこの危機を乗り越えたいところですが，現在それが困難な状況にあります。だからこそ，こんなときに交感神経系もしくは背側迷走神経系の出番が増えていることが想像できます。このような状況下でも腹側迷走神経系を活用できるさまざまな活動（オンライン上での交流なども含む）を工夫して取り入れていきたいですね。

引用・参考文献

加藤正明（2000）労働の場におけるストレス及びその健康影響に関する研究報告書：労働省「作業関連疾患の予防に関する研究」，東京医科大学

キャノン，W.B.（著）舘隣・舘 澄江（訳）（1981）からだの知恵：この不思議なはたらき 講談社（Cannon,W.B.（1932）The Wisdom of the Body. W.W.Norton, NY.）

キューブラー・ロス，デーヴィット・ケスラー（著）上野圭一（訳）（2007）永遠の別れ：悲しみを癒やす智恵の書 日本教文社（Kübler-Ross, E. & Kessler, D.（2005）On Grief and Grieving：finding the meaning of grief through the five stages of loss. Scribner, NY.

キューブラー・ロス（著）篠原義近（監訳）（2020）死ぬ瞬間：死とその過程について 中央公論新社（Kübler-Ross, E.（1969）On Death and Dying, Macmillan, NY）

小西聖子・白井明美（2007）「悲しみ」の後遺症をケアする：グリーフケア・トラウマケア入門 角川学芸出版

久保千春（2020）心身医学とストレス研究 ストレス科学，35（1），1-12.

ストレス百科事典翻訳刊行委員会（編）（2009）ストレス百科事典 丸善出版

棚澤明子（2022）"アンガーマネジメント"がいま，企業の人事部に注目されているのはなぜか？ https://diamond.jp/articles/-/294795（2022年6月1日アクセス）

津田真人（2019）「ポリヴェーガル理論」を読む からだ・こころ・社会 星和書店

戸田正直（1992）認知科学選書24 感情：人を動かしている適応プログラム 東京大学出版会

永岑光恵・中村菜々子（2000）大学生の試験期ストレス過程に関する研究 心理学研究，70（6），455-461.

林 博史（編）（1999）心拍変動の臨床応用 医学書院.

藤井義久（1999）女子学生における就職不安に関する研究 心理学研究，70（5），417-420.

堀忠雄・尾崎久記（監），坂田省吾・山田冨美雄（編）（2017）生理心理学と精神生理学 第Ⅰ巻基礎 北大路書房

湯川進太郎（編）（2008）怒りの心理学：怒りとうまくつきあうための理論と方法 有斐閣

Denollet, J., Gidron, Y., Vrints, C. J., & Conraads, V. M.（2010）. Anger, suppressed anger, and risk of adverse events in patients with coronary artery disease. The American Journal of Cardiology, 105（11）, 1555-60.

Hendriks, M. C. P., Nelson, J. K., Cornelius, R. R., & Vingerhoets, A. J. J. M.（2008）.

Why crying improves our well-being: An attachment-theory perspective on the functions of adult crying. In A. Vingerhoets, I. Nyklíček, & J. Denollet (Eds.), Emotion Regulation: Conceptual and clinical issues p. 87-96.

Jamieson, J.P., Nock, M.K., & Mendes, W. B. (2012) Mind over Matter: Reappraising Arousal Improves Cardiovascular and Cognitive Responses to Stress, J. Exp. Psychol. Gen., 141 (43), 417-422.

Kanner, A.D., Coyne, J. G., & Lazarus, R.S. 1981 Comparison of two modes of stress measurement: daily hassles and uplifts versus major life events. Journal of Behavioral Medicine, 4, 1-39.

Porges, S. W. (2011) The polyvagal theory: neurophysiological foundation of emotions, attachment, communication, and self-regulation. W W Norton & Co Inc

Porges, S. W. (2020) The covid-19 pandemic is a paradoxical challenge to our nervous system: a polyvagal perspective. Clin Neuropsychiatry, 17 (2), 135-138.

Smith A. C. & Lazarus, R. S. (1993) Appraisal Components, Core Relational Themes, and the Emotions. Cognition and Emotion, 7 (3-4), 233-269.

Watanabe, S., & Kodama, M. (2003). The role of anger lengthiness in the relationship between anger and physiological responses in Japanese college students. Japanese Health Psychology, 10, 33-44.

第3章
ストレスに対処する

　ストレスの感じ方は人それぞれです。ある人にとって有効なストレス対処法がほかの人にとっては必ずしもそうでないことは多々あります。また，同じ人にとっても，すべてのストレスに有効なオールマイティな対処法はないでしょう。第3章では，これまで意識せずに行っていた対処法に気づくとともに，新たな対処法を身につけます。

1．コーピングとは

　ストレス心理学を学びたいと思った人が最も高い関心を寄せるのが，ストレスの対処についてです。誰しもいろいろな対処法をもっていて，これまでさまざまなストレス状況下で使用してきたはずですが，その多くは意識的に行われたものではなく，無意識的に行われていることが多いようです。

　どのように対処法してきたか，思い出せなくとも無意識でさまざまなストレスに対処してきたわけですから，自分が採用した対処法をわざわざ意識化しなくてもよいのではないか，これからもこれまで通り意識せずに対処できる，と考える人もいることでしょう。

　しかし，第1章で前述したように，「ストレスが悪いものである」という捉え方と関連の強い回避的な対処法は，ストレス低減には効果的でないことが明らかにされています。これまで無意識的にうまく対処できたと思っていたことが，必ずしも心身の健康につながっていなかったとしたら……。一度，これまで行ってきた自分の対処法を意識化し，ストレスの質に応じた対処法を整理しておくことは，今後のストレスへの対処に役立つことでしょう。心理的ストレス理論の提唱者ラザルスのストレス対処に関する定義の確認から始め，ストレス対処についての理解を深めていきたいと思います。

ストレス対処に関するラザルスの定義

　ラザルスは，ストレスに対処していく心理的プロセスに対して「コーピング（coping）」という用語をあてました。そしてその言葉について，次のように定義しました。

　　　自らの資源に負担をかけたり，それを超越すると評価したりする特定の外的または内的要求を何とか処理していこうとしてなされる，絶えず

　　変化していく認知的・行動的努力である

　そしてコーピングの特徴は，以下を挙げています（Lazarus & Folkman, 1984）。

　　　心理的ストレス状態に対してのみ行われるものであり，個人の努力を促すものであって，決して意識しないで行われる行動や思考作用によるものではない
　　　結果にかかわらず，ストレスフルな状況を処理しようとする努力を含めなければならない

　では，これまでストレスにどのように対処してきたかを思い出してもらい，対処法の分類について考えてみます（➡ワーク⑥）。
　このワークの目的は，自分のコーピングに気づくこと，そして各自のコーピングのレパートリーを増やすことです。他者とのコミュニケーションを通じて，意識せずに行っていたストレス対処に気づき，さらに他の人がどのようにストレスに対処しているのかを聴くことで自分と同じように対処していることを知ります。そして，その価値を再認識し，また思いもよらない対処法を知ることで，試してみようと思える機会と考えることもできます。私たちが経験するストレス状況は多様です。その多様なストレス状況に対処するためには，一つのコーピングではなく，複数のコーピングをもっておくことが大切です。つまり，コーピングは「質より量」で，「選べるということは依存しないですむということ」（伊藤，2017）といわれています。
　例えば，アルコール依存症を抱える人を理解する上では，アルコールの摂取がコーピングの一つになっています。このことに気づくことは，その後の回復に向けて重要といわれています。
　辛い気持ち，嫌だと思う気持ちをどうにかコントロールするというストレス対処を目的として人はアルコールを摂取し始めます。すると，最初に飲み

始めた量ではその効果が段々と効かなくなり，次第に量が増えていきます。それが長期化した結果，日常生活に支障をきたすようになります。

　アルコール摂取というコーピングとは別のコーピングを見つけることで，アルコールだけへの依存から解放されることにつながるでしょう。

ワーク⑥　ストレスの対処法を話し合う

1. 個人ワーク：これまで行ってきたストレス対処法を思い出してみましょう。すぐに思いつかない場合は，最近のストレス体験を思い出して，どのようにストレスを軽減させたか思い出してみるとよいでしょう。

2. ペアワーク：お互いにインタビューする。なるべく具体的に話してもらいましょう。

　　例）Q　あなたのストレス対処法は何ですか？
　　　　A　筋トレです。
　　　　Q　どのような筋トレですか？
　　　　A　腹筋を50回，スクワットを50回，ベンチプレス10回ほどしています。
　　　　Q　一人でやりますか？　誰かと一緒ですか？
　　　　A　一人です。
　　　　Q　どこで，どのくらいの頻度で？
　　　　A　いま通っているジムで，1時間くらい，週6日程度でやっていますね。
　　　　Q　どんなストレスを抱えているときに筋トレすると効果的ですか？
　　　　A　いま受けている講義の難しい課題を1日中考えていたときです。

いかがでしたでしょうか。

　図3-1には講義内で挙げられた，「ストレス対処」の一例を示しています。多様なストレス対処法が挙げられていることがわかります。グループワークでは，コーピングを自分たちの観点で分類してもらいました。

　図3-1では，「外出の有無」「個人でできる・人とやる」の2軸で分類し

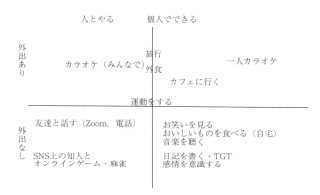

図 3-1　ワーク⑥で挙げられた「ストレス対処」の例

ています。

　では，ラザルスはコーピングをどのように分類したのでしょうか？

コーピングの分類

　ラザルスは，コーピングを「問題焦点型（problem-focused）」と「情動焦点型（emotion-focused）」の2つに分類しました。

　問題焦点型のコーピングは，ストレス反応を引き起こすストレッサー（ストレスの原因）自体に働きかけ，それを変化させることを目的とするものです。例えば，近年重要な課題となっている，気候変動に対する不安への向き合い方などから考えることができます。アメリカ心理学会と ecoAmerica（アメリカの気候変動対策推進団体）は，気候変動がメンタルヘルスを含む私たちの健康に対する脅威と位置づけ，それに対する私たちの取るべき行動に関する報告書（『メンタルヘルスと変化する気候：影響，不公平，応答』（Mental Health and Our Changing Climate: Impacts, Inequities, Responses.）をまとめました（Clayton et al., 2021）。

　これに対する問題焦点型のコーピングとしては，気候変動への影響を積極的に軽減するために自分自身ができる行動を増やしたり，解決に取り組んで

いる既存のグループに参加することなどが挙げられます。

　一方，情動焦点型のコーピングは，ストレッサーによって生じた不快な情動をコントロールすることを目的とするものです。落ち込んだ気持ちや将来への不安に対しては，他者と悩みを共有することや身体的活動を行うことが挙げられるでしょう。

　コーピング研究が初期の頃は，どちらのコーピングスタイルの方がより適応的な対処となるのか，という観点で議論されていましたが，近年は，状況に応じた柔軟なコーピング選択の有用性が指摘されるようになっています。

　例えば，ストレッサーが変えられなければ，情動焦点型のコーピングで気持ちの落ち込みを軽減するために趣味に没頭したり，他者に話を聴いてもらい共感してもらうことを通して，ストレスを軽減していく方法が考えられます。一方，ストレッサーを変えられるのであれば，積極的に状況を変化させていくために問題焦点型のコーピングが有用です。

　次にこの2つの分類に別の観点を加えたいと思います。それは「認知的か」「行動的か」という観点です。認知的努力によるコーピング（認知的コーピング）とは，頭の中で考えたりイメージしたりするコーピングで，行動的努力によるコーピング（行動的コーピング）とは，具体的な行動を伴うコーピングを指します。

　例えば，何か嫌なことがあったときに「他の見方ができないかな？」と考えたり，「嫌なことに囚われないで，楽しいことを考えようとする」ことが認知的コーピングです。一方の行動的コーピングは，「筋トレをする」「散歩をする」「友人に助言を求める」などが挙げられます。「問題焦点型―情動焦点型」と「認知的努力―行動的努力」の軸を組み合わせてみると，**表 3-1**のようにコーピングが分類することができます。

　さて，グループワークの例1の結果をこの2つの軸（問題焦点型―情動焦点型，認知的努力―行動的努力）で分類し直したものが**図 3-2**です。みて分かる通り，挙げられた対処のほとんどが「情動焦点型×行動的努力」であることがわかります。

表 3-1　コーピングの分類による内容（Steptoe，1991）

	認知的努力	行動的努力
問題焦点型	状況の再評価	コントロールの試み／解決策の実行
情動焦点型	感情表出	ソーシャルサポートの希求，情報収集

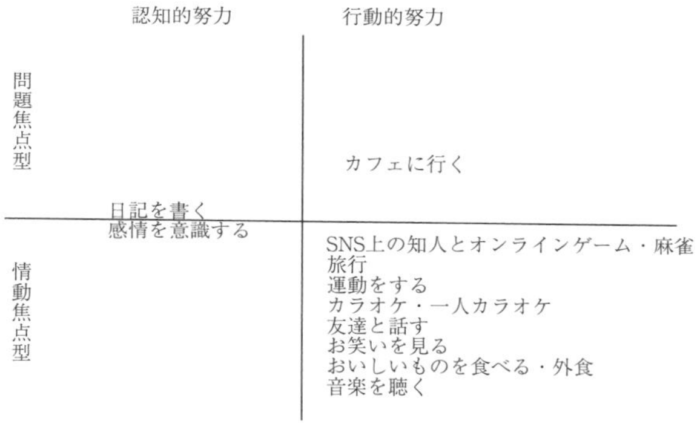

認知的努力　　行動的努力

問題焦点型

カフェに行く

日記を書く
感情を意識する

情動焦点型

SNS上の知人とオンラインゲーム・麻雀
旅行
運動をする
カラオケ・一人カラオケ
友達と話す
お笑いを見る
おいしいものを食べる・外食
音楽を聴く

図 3-2　グループワーク例の再分類した結果

　ここで気をつけてほしいのは，これを読んでいるあなたがストレス対処法として思い出したのが情動焦点型の行動的コーピングばかりであったとしても，問題焦点型や認知的コーピングを選択していないわけではないということです。

　どういうことかというと，個人のコーピングの思い出しやすさが関連しているのです。行動的な方が「対処している！」という感覚が強く，思い出されやすかったとも考えられるのです。また，まずは気持ちを落ち着かせる行動的コーピングを行って問題に向き合える心の状態を作り，その後に認知的コーピングに取り組んでいる人もいるかもしれません。中には，認知的コーピングである「見方を変える」という方法を，ストレスに対処している，と意識せずに行っていた人も多いことでしょう。

　つまり，これまで無意識のうちに対処していた，ということが改めてわかったかと思います。しかし，一方で，ワーク⑥に取り組んだ受講生の中には，

ストレッサーを徹底的に分析して，一つずつやるべきことを可視化して，それを実行していくという問題焦点型の認知的努力から始めて，行動的努力を時系列に応じて使用している人もいました。

　ここで注目したいところがあります。それは，この時系列に応じて使用した人が，自分が直面しているストレス状況を「問題」として捉えたことです。

問題（ストレッサー）の質

　多くの人にとって，ストレス対処とは，ストレッサーによって生じた不快な情動をコントロールする情動焦点型コーピングが想起される一方で，ストレス反応を引き起こすストレッサーに目を向け，それを「問題」として捉え，一連の過程を分析することをストレス対処に含まれていないように感じられます。

　これはストレスという言葉がもつネガティブなイメージが，問題から目を背けさせ，向き合うことを阻害し，逃避的・回避的対処につながっていることを裏づけるものと捉えることができます。

　ストレッサーやストレスという言葉ではなく，「問題」と表現することで，次に何をすべきかを考えるプロセスを踏むことができます。このストレッサーである「問題」は，その発生した「質」によって大きく２つに分けて考えることができます。

　堀越・野村（2012）はそれを，条理・不条理問題と表現しています。条理問題は，当然の結果として起こった問題を，不条理問題は，自分ではどうにもならない，天災や道理に合わない他者からの発言や行動などの問題を指します。どちらの場合にも，その結果に対して向き合わないという行動の選択をする場合もあります。例えば，なかったことにしよう，と目を背け逃げていると，不快な感情（怒り，不安など）は一次的に軽減されたとしても，長期的にはかえって増大していくことになります。これだけではわかりにくいと思うので，さらに具体例を挙げながら考えてみましょう。

条理問題

　条理問題では，「定期試験の点数が悪かった」の例がよく挙げられます。成績が公開されて，想像以上に点数が低い科目があることに気づいたとき，誰しも落ち込むことでしょう。とっさに，先生の採点ミスかもしれない，と思うこともあるでしょうが，その場合には，問い合わせてみるという行動に出ることが一つの対処となるでしょう。

　例年の試験問題と出題傾向が大きく変わってしまって試験対策が全く役に立たなかった，一夜漬けでどうにかなると思ったけれど理解できなかったなどの準備不足などによる場合は，当然の結果として受け止めるでしょう。その上で，他の科目ではよい点数を取れているのでこの科目への自分の興味・関心はあまり高くないと捉え直す，などの認知的コーピングや，次の試験に向けてやるべきことを実行すること（点数のよかった学生に勉強方法を聞いてみたり，日々の学習の仕方を変えたりするなどの行動的コーピング）が問題を解決し，ストレス反応としての不快な感情を軽減させ，本人の成長につながることになります。

不条理問題

　次に不条理問題として「突然降りかかるハラスメント」の問題を例に考えてみましょう。指導教員から研究指導を全くしてもらえていない学生（Aさん）の事例を考えてみます。

　修士課程に入学して半年以上経っており，他の学生は指導教員から実験指導や研究指導を受けながら各自実験を進めているのに，Aさんは研究計画書作成の段階で止まっていて，実験に進むことができていません。自分の能力が低いせいで実験に進めないと考え，毎週計画書の改訂版を持ってゼミに参加し続けていましたが，教員からは「この内容では実験は無理です。もっとよく考えるように」と繰り返されるだけで，何が不足しているのか，何に

留意して研究計画を立てればよいのか，助言は全くありませんでした。次第
に気持ちの落ち込みがひどくなり，ゼミの前日には不安が高まって眠れず，
朝は体が重くて起き上がるのが辛くなっていました。このような状況が続く
と，大学に登校できなくなってしまうことは容易に想像できます。

　このような状況で，どのような対処が可能でしょうか。

```
ワーク⑦　ハラスメント被害の事例から考える
 1. Aさんの立場に立って想像してみてください。あなたはこの状況にどの
    ような対処をするでしょうか。
 2. 身近にAさんのような人がいた想像してみてください。あなたはAさ
    んにどのような助言をしますか。
```

　あなたなりの回答を頭に思い浮かべてみましたでしょうか。

　あなた自身への対処としては，いろいろと思いつくかもしれません。例え
ば，「この状況は自分のせいではない」という捉えて状況を見直す認知的コー
ピングを活用することもあるでしょう。

　また，Aさんへの助言としては，「研究室の同級生に相談する」「他の研
究室の教員に相談する」といった行動的コーピングを活用するかもしれませ
ん。

　不条理問題にみられるような問題に直面した際，自分を責めることによっ
て相談するという行動がとりにくくなる傾向にあります。しかし，認知的・
行動的コーピングを活用して，問題に対処することができます。

　もう一つ，不条理問題としてよく挙げられる「身近な人の突然の死」の例
を取り上げたいと思います。第2章「感情に気づく」で取り上げた「悲嘆」
について思い出してください（➡ p.61）。身近な人，それも自分にとって大
切な人を失ったときに，私たちが経験する感情です。この感情はそう簡単に
消えることはありません。悲しみそのものは生涯にわたって持ち続ける感情
ともいえますし，そもそも悲しみを軽減することが問題の対処になるのかと

考えると必ずしもそうとはいえないでしょう。

　「研究室でのハラスメント」の例のように，これまでと異なる行動をとることで結果を変えることができる場合とは異なり，死という結果は変えられないものです。このような場合，喪失に伴う苦痛を回避しようとして悲しみの感情を抑圧し，感じないように，涙を流さないようにして，避けることは一次的に苦痛を軽減させ，日常生活を送ることを可能とさせるかもしれません。しかし，「悲しみぬくことそのものにある癒す力」を活かせず，長期的には苦痛によるさまざまな影響が日常生活に現れる可能性があります。このように，不条理に対して悲しみという感情経験を通して，失ったものとの関係性を新たに築くこと（その人の死を受け入れ，その人との関係性を捉え直す認知的コーピング）が大切な問題への向き合い方なのです。

　このように，コーピングの具体的な内容は個々人で異なるものだとしても，自分のストレスを分析する際，問題に焦点を当てているのか情動に焦点を当てているのか，行動的なのか認知的なのかという 2 つの視点をもつとよいでしょう。例えば，以下の問いに一つずつ答えていくと，自分のコーピングが整理されるでしょう。

　　・どのようなストレス状況にあるのか（問題は何なのか？）
　　・ストレス過程のどこにアプローチするのか（結果を変えられるか）
　　・何を目的とした対処であるか（問題を解決したいのか，気持ちを落ち着かせたいのか）
　　・具体的に何ができるか（行動的コーピングか認知的コーピングか，それとも両方か）。

　認知や行動を変えることで，抱えている問題を解決するアプローチは，認知行動療法（Cognitive Behavior Therapy：CBT）と呼ばれる治療法の中核をなすものです。CBT はうつ病を始めとするさまざまな心の病気に対する治療効果が実証されている心理療法であり，日本では国立研究開発法人の国立精神・神経医療研究センター内にある認知行動療法センターのホームペー

ジ（https://www.ncnp.go.jp/cbt/）からさまざまな情報が発信されています。
関心に応じて，アクセスするとよいでしょう。

2．社会的につながること

　認知や行動を変える，といったコーピングは，自らできるのも多くありま
すが，ここでは他者との「つながり（社会的関係）」という観点からコーピ
ングを考えていきたいと思います。

「つながり（社会的関係）」とは

　社会的関係があることは，私たちの健康を考える上で重要な要素です。こ
のことが実証的に明らかにされ，注目されるようになったのは，ホルトラン
スタッド（Holt-Lunstad et al., 2010）の論文がきっかけでした。この論文では，
従来から健康を害するものとしてよく知られている喫煙や多量飲酒に匹敵す
るくらい，社会的関係が希薄なほど死亡リスクが高まることが明らかにされ
ました。

　では，社会的関係とは具体的にはどのような関係でしょうか。先の論文で
は，148もの追跡研究を分析対象としてメタアナリシス[1]を行いました。そ
れぞれの研究において社会的関係の評価に用いられていた質問票はさまざま
でしたが，社会的関係の機能的側面（ソーシャルサポート）と構造的側面（ソー
シャルネットワーク）で評価されていることがわかりました。ソーシャルサ
ポートは，人間関係から得られる支援の質および量に関する本人の認識を指
し，ソーシャルネットワークは，社会的人間関係の具体的な存在，種類，数，
相互の結びつきの度合いやシステムのことを指します。

　ソーシャルサポート，ソーシャルネットワークの希薄さが死亡リスクと関

---

[1] メタアナリシス（meta-analysis）：過去に独立して行われた複数の臨床研究のデータを収集・
統合し，統計的方法を用いて分析すること。

連することは，社会的，心理的，そして生物的な側面が相互に関連している
ことを示しています。この3つの側面から病を捉えるモデルとしてエンゲル
（Engel, G., 1977）が提唱した生物―心理―社会モデル（bio-psycho-social
model）や世界保健機関（World Health Organization：WHO）の憲章に定
義されている健康[2]のように，人間の存在を総合的に捉えることの重要性は
古くから指摘されていました。しかし，さきの研究によって，孤立化するな
ど，社会的側面の身体への影響が従来指摘されていた不健康行動（喫煙，大
量飲酒，運動不足など）と同程度あるいはそれ以上あることが明らかにされ，
その重要性を再認識することになったのです。

　これは，それぞれの側面への個別の介入だけではなく，それぞれが相互に
作用し合うことを理解した上で介入することが必要になるという考えを基盤
とした医療を指す全人的医療（ホリスティック医療）と呼ばれるものにつな
がります。

　社会的な側面への介入は，さまざまなレベル（家族，友人，学校，地域な
ど）で検討することが可能です。例えば，友人が本人の話を聴くといった，
社会的な側面による介入を検討します。社会的側面による介入は健康への影
響力が強いため，気持ちが落ち込むといった心理的側面や眠れないなどの身
体的側面（生物的側面）の課題に影響を与えることができます。つまり，社
会的側面に介入することで，孤独感が減り，気持ちの落ち込みも軽減し，睡
眠もとれるようになり，よい循環につながっていくのです。勤労者にとって
重要な社会的側面は，会社での上司や同僚との関係になるでしょう。職業性
ストレス簡易調査票（**表2-1**）のCには，それらのソーシャルサポートを
問う質問項目が並んでいます。

　ラザルスはソーシャルサポートを「ストレスの対処行動に対する原動力」
と表現しました。さまざまなコーピングについて前述してきましたが，その
コーピングを実行しようとするその行動を支えるものとして社会関係が位置

---

[2] WHO憲章では，健康とは，「完全に，身体，精神，社会的に良い状態であることを意味し，単
に病気ではないとか，虚弱でないということではない」（筆者訳）と定義されています。

づけられているのです。

　では，勤労者を対象とした研究の結果をみてみましょう。この研究は，1995年度から「労働の場におけるストレス及びその健康影響に関する研究」として5年間にわたって実施されたもので，その成果は，職業性ストレス簡易調査票として，ストレスチェック制度で勤労者の職業性ストレスの評価に使用されています。

　調査対象者は，1万人を超える労働者で，調査票におけるストレッサー，心理的・身体的ストレス反応，およびソーシャルサポートの3つの変数の関連性を検討した結果（共分散構造分析[3]）は図3-3に示す通りです。まずストレッサーでは，「仕事の適性度」「職場の対人関係」「仕事の量的負担」の順で，「仕事関連ストレス状態」の形成に強く関連していることが明らかになりました。特に，「仕事の適性度」が「仕事の質的負担」や「仕事のコントロール度」の「仕事関連ストレス状態」に2倍以上の関連性を示していることは，仕事の適性が労務管理を考えていく上で重要な視点です。次に，ソーシャルサポートは，いずれも負のパス係数[4]を示しており，「仕事関連ストレス状態」の形成に抑制的に関連しています。さらに，「同僚からのサポート」よりも「上司からのサポート」と「家族からのサポートが」が約2倍ストレス状態への関連性が大きいことから，組織におけるサポートを検討する上で，上司のサポートの重要性が明らかにされています。

　こうした結果は，会社という組織に限らず，何らかの上下関係のある集団において，リーダーや先輩が，チームメンバーや後輩にどう振る舞い，サポートしていくかを考えるヒントにもなるでしょう。

　また，社会的関係の希薄さの問題は，日本においても社会問題として取り上げられ，孤独への対策が始まっています（➡コラム5）。

---

[3] 共分散構造分析：直接観測できない潜在変数を導入し，潜在変数と観測変数との間の因果関係を同定することにより社会現象や自然現象を理解するための統計的アプローチ。□で囲われているのが観測変数で，潜在変数は○で囲んでいます。ここでは，「仕事関連ストレス状態」が潜在変数と位置づけられます。分析方法の詳細は，豊田秀樹「共分散構造分析〔入門編〕——構造方程式モデリング」（朝倉書店，1998）を参照。

[4] パス係数：変数間の関係性の強さを表す数値。

尺　度　名	構成項目（表2-1参照）
【ストレッサー】	A
仕事の量的負担：Quantitative Overload	No.1 + No.2 + No.3
仕事の質的負担：Mental Demand	No.4 + No.5 + No.6
職場の対人関係：Interpersonal Relations	No.12 + No.13 + （5-No.14）
仕事のコントロール度（の低さ）：Job Control	No.8 + No.9 + No.10
仕事の適合度（の低さ）：Job Fitness	No.16 + No.17
【ストレス反応】	B
活気（の低下）：Lack of Vigor	No.1 + No.2 + No.3
イライラ感：Irritability	No.4 + No.5 + No.6
疲労感：Fatigue	No.7 + No.8 + No.9
不安感：Anxiety	No.10 + No.11 + No.12
抑うつ感：Depressed Mood	No.13・No.18の合計
身体愁訴：Somatic Symptoms	No.19・No.29の合計
【ストレス反応に影響を与える他の因子】	C
上司からのサポート：Supervisor Support	No.1 + No.4 + No.7
同僚からのサポート：Coworker Support	No.2 + No.5 + No.8
家族や友人からのサポート：Family Support	No.3 + No.6 + No.9

*解析には，性・年齢も説明変数に入れた

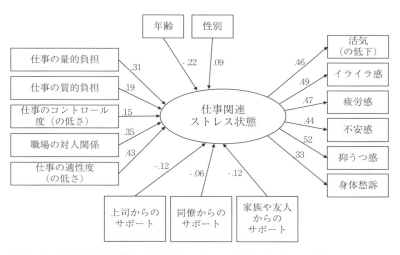

図 3-3　共分散分析構造（MIMIC モデル）を用いた各尺度変数

コラム5　孤独への対策

　現在，日本では身寄りがなく，社会との接点が少なくて，孤独に苦しむ人たちがいます。新型コロナウイルスの感染拡大により，人々の交流が少なくなり，そうした人たちが一層増えているといいます。政治も，そうした孤独への対策に動き出しました。2018年にイギリスで世界初の孤独担当大臣（Minister for Loneliness）が，そして2021年には我が国においても孤独・孤立対策担当大臣が任命されました。

　孤独の問題が社会的に取り上げられるようになり，政府がその問題に取り組むのは，孤独が医療費や経済を圧迫しかねないという側面と社会の急激な変化による問題意識からです。イギリスで2018年10月に発表された「対孤独戦略」と銘打った報告書では，さまざまな観点から孤独の問題を分析し，孤独の問題を社会幸福の問題として位置づけ，対策を講じていくことをまとめました。

　孤独は，人生のさまざまなステージで経験される非常に個人的な体験であり，よい悪いと判断されるものではありません。上記の報告書でもその点は強調されており，その上で，デジタル社会への移行に伴い変化してきた私たちの生活，仕事，人間関係のあり方はより孤独の状況を生み出しやすいと指摘されています。また近年のさまざまな研究から孤独がもたらすネガティブな影響（社会関係が希薄などほど死亡リスクが高まる等）が明らかにされ，公衆衛生上の取り組むべき課題と位置づけられました。

　そしてその具体的な策として，

・一般医（General Practitioner）による社会的処方の提供

・地域のコミュニティグループや活動，サポートサービスの情報への簡単なアクセス法の確立

・孤独への取り組みに関する知識や優れた実践例の共有

の3つを掲げました。

　1つ目の社会的処方とは，孤独な人をリンクワーカー（link worker）という，医師などの専門職と地域資源と橋渡しを行う役割によるサポートを通じてコミュニティグループやサービスにつなげることです。個々人のウェルビーイングのニーズに応じた計画を作成することが謳われ，そこには芸術活動への参加，友人関係の構築，スポーツやその他の活動など，さまざまな活動が含

まれています。

　日本では，新型コロナウイルス感染拡大から 2 年目の 2021 年 2 月に孤独・孤立担当大臣が任命され，孤独・孤立対策の省庁横断的な取り組みが開始されました。内閣官房のウェブサイトでは孤独・孤立で悩んでいる人向けの相談窓口の一覧や孤独・孤立対策に取り組んでいるさまざまな団体への支援策について調べることができます（「内閣官房　孤独・孤立対策」で検索）。

　政策としての孤独・孤立対策は 2021 年 2 月に開始されたとはいえ，以前から生活困窮者に対する支援や自殺防止対策に取り組む NPO は多くありました。これらの資源を有効に活用し，さらに新たな対策を進めていくことが求められます。

　第 5 回孤独・孤立対策に関する連絡調整会議において，2022 年度の概算要求がまとめられ，主な施策が示されました。次の 4 つのことを柱として既存の施策と新規の施策が整理されています。

① 孤独・孤立に陥っても支援を求める声を上げやすい社会とする
② 状況に合わせた切れ目のない相談支援につなげる
③ 見守り・交流の場や居場所づくりを確保し，人と人との「つながり」を実感できる地域づくりを推進する
④ 孤独・孤立対策に取り組む NPO 等の活動をきめ細かく支援し，官・民・NPO 等の連携を強化する

　新規施策である①の具体的内容として，「孤独・孤立の実態把握」が挙げられています。これは，科学的根拠に基づいた支援の実現に欠かすことができない重要な調査です。また，「支援情報が網羅されたポータルサイトの構築，タイムリーな情報発信」は，支援を求める人がそれぞれのニーズに応じた情報（相談窓口など）へのアクセスを容易にします。②では，人材育成等への支援として，生活困窮者自立支援制度人材養成研修事業等が進められ，相談機関等で支援に携わる人材に対する各種研修を実施するとされています。③の新規施策としては，イギリスで進められている社会的処方の活用が明記されています。そして，これら①〜④の施策は PDCA サイクルで推進する，とされています。支援策によっては地方自治体が事業の実施主体となるため，自治体ごとに孤独・孤立対策の具体的な取り組みは特色のあるものとなるでしょう。

　自分の住んでいる自治体ではどのような取り組みが推し進められているのか，関心をもって調べてみるのもよいでしょう。

コラム6 依存症は「孤立の病」

　依存症とは，依存対象となる物質（アルコールや薬物）の使用や行動（ギャンブルなど）のコントロールが効かなくなってしまう病気で，多面的なアプローチが必要な複雑な病気であります。

　欧米では，依存症（アディクション）とは「孤立の病」と呼ばれています。対義語は，ソーバー（Sober：しらふの状態）やクリーン（Clean：薬物を使っていない状態）ではなく，コネクション（Connection：人とつながりがある状態）という認識が広まりつつあるといいます（松本，2019）。

　日本でも，このような認識を広めるべく国立精神・神経医療研究センターの松本俊彦先生は，書籍や講演を通して啓蒙活動に取り組んでおられます。しかし，多くの人の依存症に対する認識はまだまだそこからほど遠く，例えば，薬物依存症の人に対する目は厳しく，偏見によって社会から排除され，依存症の人は人とのつながりのある状態にはありません。

　授業でこの問題を取り上げると，アルコール依存だった今は亡き祖父について話す学生がいました。それまで見て見ぬふりをしてきたけれど，祖父は家族の中で孤立していたのかもしれない，と思い直した，とのことでした。そして，もっと話しかけてあげればよかったと少し後悔もしているとも話してくれました。

　現在は，心理療法が最も頻繁に用いられる治療法となっています（National Institute on Drug Abuse, 2018）が，その治療につなげ，治療を継続していくためには，身近な人の依存症の理解は重要です。そのためにも，私たち一人一人が，自分ごととして依存症の問題を考えられるようになることが大切でしょう。

　本テーマに関心のある方は，ジョハン・ハリの TED Talks「『依存症』―間違いだらけの常識」をご覧ください。

３．リラクセーション技法

　自律神経系に働きかけるリラクセーション技法について学びます。リラックスという言葉もいまや日常語になっていますが，皆さんはどのような状態を「リラックスすること」だと思うでしょうか。

　例えば，よく挙がる回答として，寝ているときがリラックスしている状態であると思う人もいるでしょう。確かに，一般的には**図 3-4** に示すように，就寝中は副交感神経系活動（HF 成分の振幅）が高まり，心拍数が減少し，リラックスしている状態といえます。

　しかし，就寝中は悪夢にうなされることもありますし，寝ていることが必ずしもリラックスできているとは限りません。悪夢を見ているとき，身体は交感神経系優位の状態になっており，闘争・逃走反応が起きています。

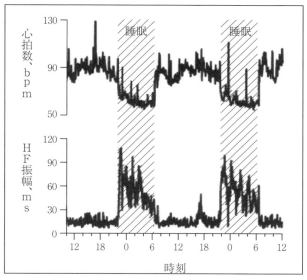

図 3-4　心拍数と HF 振幅の日内変動（早野，2009 図 4）

手軽に取り入れられるリラクセーション法

　リラクセーション（relaxation）とは，心身の緊張を緩和させることを意味します。身体の緊張は，交感神経系優位の状態によりもたらされるため，その緊張を解くためには，副交感神経系活動を亢進_{こうしん}させ，交感神経系の活動を抑えるような働きかけが必要になります。それによって，ゆったりとした呼吸，血圧の低下，筋緊張_{きんきんちょう}の緩和につながります。リラクセーション法にはさまざまな方法がありますが，ここでは手軽に取り入れられる「呼吸法」と「漸進的筋弛緩法_{ぜんしんてききんしかんほう}」について取り上げます。

　まず，「呼吸法」です。緊張したときに「深呼吸をしましょう」と言われたり，心の中で自分に声がけをしたことがあるでしょう。そのとき，みなさんはまず息を吐きますか？　それとも吸いますか？　これまで授業や講演などで呼吸法のお話をするときには，いつもこの質問をしています。ほとんどの人が，「吸う」方に手を挙げます。ごく少数の人が「吐く」と回答されます。呼吸ですから，どちらか一方しかしない，ということは当然ないのですが，どちらにより意識を向けて呼吸するのか，ということを問うていることになります。

　ではここまでこの本を読んでいるあなた。一回本を置いて，「吸う」と「吐く」を実際にしてみましょう。その際，それぞれを少しゆっくりとしてみてください。腹部，胸，背中，肩，身体のさまざまな部位に注意を向けて，吸ったり，吐いたりしましょう。

＊

　何か気づいたことはありましたか？　ゆっくりと息を吐いているときに，背中や肩の力が緩んでいく感覚がありませんか？

　実は，吐いているときには副交感神経系が優位になるのです。心身の緊張

を緩和するために，呼吸のプロセスの中でゆっくりと意識して吐くことで副交感神経系の活動が亢進し，交感神経系優位の状態から副交感神経系優位に変化させることができます。通常，呼吸は意識して行うものではありません。自律的に吸ったり吐いたりを繰り返していくわけですが，交感・副交感神経系のバランスを整えるために，緊張を緩めたいと思ったときは，吐く息に注意を向けて，丁寧にゆっくりと吐くとよいでしょう。

　呼吸法にはさまざまな種類があります。最近広く認知されてるようになった「マインドフルネス瞑想法」では呼吸をコントロールせず，自分のペースで，呼吸に伴う身体の動きに静かに注意を向けゆったりと行います。そのため，この呼吸法に慣れている人にとってはこれから紹介する呼吸法では少し窮屈に感じるかもしれません。自分に合ったリラクセーション法をみつけられるとよいでしょう。

　ここでは，「10 秒呼吸法」を紹介します。これは文字通り，10 秒間でゆっくり息を吸って吐いてを繰り返し，リラックスした状態を作ります。なお，寝る前以外に行う場合は，「消去動作」と呼ばれる動きが必要になります。呼吸法に取り組んだことがある人は多くいると思いますが，消去動作と併せて知っている人はあまり多くないかもしれません。消去動作は，**図 3-5** の通りに行います。就寝前にベッドで横になって呼吸法をする人は消去動作をする必要はありませんが，日中，呼吸法に取り組んで，その後勉強に戻ったり，サークル活動を継続したりする場合には，緩めた筋緊張を戻す消去動作までしてから，元の活動に戻る方がよいでしょう。消去動作を行わずに授業に戻ったりすると，鉛筆を持つ指先に力が入らなかったり，授業後に立ちくらみを起こしたりすることもあります。

　呼吸法は，副交感神経系優位の状態を意図的に作ります。そのため筋緊張が緩んだ状態になります。寝起きの状態を思い出してみて，頭がぼーっとし，体を起こそうとしたときにすぐに起き上がれず，全身に力が入りにくかったという経験はあるでしょう。

　では，10 秒呼吸法を行ってみましょう。**表 3-2** の手順を確認しましょう。

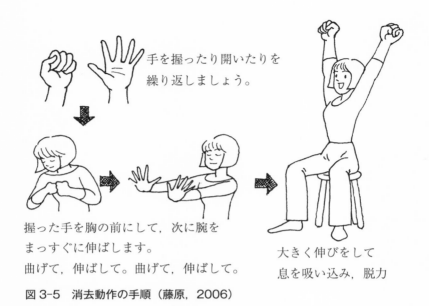

手を握ったり開いたりを
繰り返しましょう。

握った手を胸の前にして，次に腕を
まっすぐに伸ばします。
曲げて，伸ばして。曲げて，伸ばして。

大きく伸びをして
息を吸い込み，脱力

図 3-5　消去動作の手順（藤原，2006）

表 3-2　10 秒呼吸法の手順

①姿勢を整え，静かに眼を閉じましょう
②吸っている息を口からゆったりと吐き出しましょう
③吐き出せたら，鼻から静かに吸っていきます
④ 4 秒でいったん止めて，またゆったりと吐き出していきます
⑤ 10 と数えるまで自分のペースで続けましょう。あくまで無理のな
　い，ゆったりとした呼吸を心がけましょう
　（間は 60 ～ 90 秒）
⑥それでは徐々に自然な呼吸に戻していきましょう
　（間は 10 秒）

　10 秒呼吸法を行う際は，息を吸うよりも吐く方により意識を向けます。
そして，ゆっくりと吐くことが大事です。目安として，吸うのが 4 秒に対し
て 6 秒かけて吐くように勧められています。ただし，高い緊張状態にある場

合には，すぐできるようにはなりません。ゆっくり息を吐くことを意識しすぎて，かえって苦しくなってしまうこともあります。秒数はあまり気にせず，吐く動作に注意を向け，身体の変化（腹部のふくらみや，背中・肩の力が抜けていく様子）を感じながら続けてみてください。

　筆者は以前の職場までの通勤時間が 2 時間近くあったため，電車で座れたときは呼吸法を試みて，自分の心身の状態を確認していました。行きの電車の中では，長く吐くことができない一方で，帰りの電車では苦労せずに長く吐くことができている自分に気づくことがしばしばありました。これは，朝，これから仕事を始めるぞ，というある意味，闘いに向かう身体の状態によるもので，夜は，仕事を終えて，家でゆっくりしようと，身体がリラックスモードへの準備を始めている状態なのだと理解できます。呼吸法を通して，自分の心身の状態に意識を向けてみてはいかがでしょうか。

　次は，「漸進的筋弛緩法」です。緊張すると筋緊張状態になることはこれまで述べた通りですが，このリラクセーション法は，1930 年代にジェイコブソン（Jacobson, E.）によって開発されたもので，随意的に筋肉の緊張状態を作り出し，その後，弛緩する，を繰り返すことで，リラックス状態に辿りつくという方法です。

　各部位の筋肉に対して，5 〜 10 秒間程度力を入れて緊張させ，その後 10 〜 20 秒間脱力・弛緩するという基本動作を行います。「緊張状態では力みすぎないように 60 〜 70％とし，弛緩する場合は少しずつではなく 1 度に行う」（五十嵐，2019）とされ，身体の主要な筋肉（両手，上腕，背中，肩，首，顔，腹部，足）に対して，基本動作を順番に繰り返していきます。

　具体的な方法は**表 3-3** を参考にしてみてください。常に緊張状態にある人にとっては，身体に力が入っている状態にあることに気づくことは困難です。そのため，あえてぐっと力を入れて緊張状態を作り出し，その後脱力することで筋肉が弛緩している感覚を味わうことができ，心身の変化に気づきやすくなります。

表 3-3　漸進的筋弛緩法の手順（文部科学省，2003）

両手	両腕を伸ばし，てのひらを上にして，親指を曲げて握り込む。10秒間力を入れ緊張させる。手をゆっくり広げ，膝の上において，15〜20秒間脱力・弛緩する。筋肉が弛緩した状態を感じるよう教示する。
上腕	握った握りこぶしを肩に近づけ，曲った上腕全体に力を入れ10秒間緊張させ，その後15〜20秒間脱力・弛緩する。 　※　以下，緊張させる部位について記述する。10秒間緊張後，15〜20秒間脱力・弛緩する要領は同様である。
背中	2と同じ要領で曲げた上腕を外に広げ，肩甲骨を引き付ける。
肩	両肩を上げ，首をすぼめるように肩に力を入れる。
首	右側に首をひねる。左側も同様に行う。
顔	口をすぼめ，顔全体を顔の中心に集めるように力を入れる。 筋肉が弛緩した状態 口がぽかんとした状態
腹部	腹部に手をあて，その手を押し返すように力を入れる。
足	a：爪先まで足を伸ばし，足の下側の筋肉を緊張させる。 b：足を伸ばし，爪先を上に曲げ，足の上側の筋肉を緊張させる。
全身	全身の筋肉を一度に10秒間緊張させる。 力をゆっくりと抜き，15〜20秒間脱力・弛緩する。

　このように，呼吸法も漸進的筋弛緩法も身体にアプローチすることで，心理的な側面にも変化をもたらします。実際に行い，自分の身体の変化を感じられるか試す中で自分に合ったリラクセーション法を見つけておくことは，コーピングのレパートリーを増やすことにつながります。

コラム 7　私のオススメ：『たった一呼吸から幸せになるマインドフルネス　JOY ON DEMAND』（NHK 出版，2016）

　オレンジ色の表紙に大きく「JOY」と白色で書かれたこの書籍を目にしたとき，鮮やかさに引き込まれると同時に，「たった一呼吸から幸せになる」という表現に，「本当に？」と問いつつ，読み始めました。これまでリラクセーションの一つとして呼吸法の簡便さや有用性を講義で話し，実習を行ってきました。受講生も講義内で行った呼吸法の効果（数分の呼吸法実施後，頭がすっきりと目覚めた感覚で気持ちがいい，など）を実感し，「こんなに簡単な方法で心身の状態を調整できるとはすごい」と言うものの，「機会があればまたやってみたいと思います」といったコメントをフィードバックしてくることが多く，継続して取り組もうと思ってくれることがあまりありません。

　この本の著者は，世界各国でベストセラーとなった『サーチ・インサイド・ユアセルフ──仕事と人生を飛躍させるグーグルのマインドフルネス実践法』（英治出版，2016）の著者で，グーグル初期のエンジニアとして活躍したチャディー・メン・タンという人です。

　理工系の大学で教鞭をとる私は，学生の心に響く言葉のヒントをエンジニアの彼に求めました。いいことだとわかっていても，その行動を習慣化できないことは多くの人が経験してきたことでしょう。始めてみたけれど継続できないのは，その行動を習慣のサイクルとして日常生活の中に組み込むことが高いハードルになっているためです。現代社会に生きる私たちは日々とても忙しく，ゆとりをもった生活を送れていません。「機会があったら」「暇になったら」取り組んでみたい，と思うのですが，それではいつまで待っても暇な時間は訪れず，取り組む機会は永遠にこないでしょう。そういう私も，以前の職場が遠距離にあり，車中での時間が長時間だったため，往復の電車の中で呼吸法を行っていました。通勤時間が大幅に短縮された現在は，その時間がなくなり，日々の習慣の中にうまく呼吸法を取り入れられていませんでした。

　この忙しい日常の中で，習慣のサイクルを作り出すきっかけとなりうるのは何でしょうか。彼の一番のお勧めは「何かを待っているとき」とのことでした。これは私にとって素晴らしい発見でした。呼吸法を行う時間を作るという発想ではなく，日常の中で他にやれることがなく，どちらかというと不快な感情体験（イライラする）をもたらす「待つ」という状況を，うまく活

用する逆転の発想でした。この箇所を読んですぐに実践を始めました。どこで「待つ」場面に遭遇するか，わくわくする気持ちで一日を過ごし始めたのです。

　そのときは，意外とすぐにやってきました。大学前の信号待ちです。私の所属する東京工業大学は大岡山駅から横断歩道を挟んで目の前にあります。その横断歩道の信号はすぐに赤になってしまうように感じられるほど短いサイクルで変わっていきます。駅を降りて青色の信号が見えたとしても走らなければ渡り切れない，そんな横断歩道です。そこで，早速走ることを止め，適度な速さで歩行し，横断歩道の前で呼吸法を始めました。一呼吸に集中し，お腹のふくらみや肩の力の入り具合などの変化に意識を向けて，ゆっくりと呼吸を数回続けました。あっという間に青信号となり，もう少し呼吸を続けたいと思うほどでした。この数回の呼吸で心身がリフレッシュされ，快感情を覚え，大学のキャンパスへ入っていったのです。

　このように，それまではあまり心地のよくなかった待ち時間を気持ちのよい時間として過ごすことができました。その他にも，エレベーターを待つ時間，コンピューターの立ち上がりを待つ時間など，待ち時間を私たちはたくさん持っています。この時間を落ちついた心身の状態を取り戻す時間にあてられるのは素晴らしいことです。

　この習慣が直接的な効果をもたらしたかわかりませんが，それ以前に数回にわたって健康診断で指摘されていた不整脈が指摘されなくなりました。皆さんも習慣づくりの参考にしていただけたら嬉しいです。

引用・参考文献

五十嵐透子（2019）リラクセーション法　日本健康心理学会（編）健康心理学事典　丸善出版

伊藤絵美（2017）折れない心がメモ 1 枚でできる：コーピングのやさしい教科書　宝島社

チャディー・メン・タン（著）一般社団法人マインドフルリーダーシップインスティテュート（監訳）（2016）たった一呼吸から幸せになるマインドフルネス JOY ON DEMAND　NHK 出版

豊田秀樹（1998）共分散構造分析 構造方程式モデル　朝倉書店

林博史（編）（1999）心拍変動の臨床応用　医学書院

早野順一郎（2009）日常生活下の生体情報モニタリング：ホルター心電図から見える未来像　Nagoya Med. J., 50, 93-99.

ファンデンボス，G.R.（監修）繁枡算男・四本裕子（監訳）（2013）APA 心理学大辞典　培風館

藤原忠雄（2006）学校で使える 5 つのリラクセーション技法　ほんの森出版

堀越勝・野村俊明（2012）精神療法の基本　支持から認知行動療法まで　医学書院

松本俊彦（2019）薬物依存症は孤立の病　松本俊彦・小原圭司（監訳）本当の依存症の話をしよう　星和書店

文部科学省初等中等教育局国際教育課　在外教育施設安全対策資料【心のケア編】（https://www.mext.go.jp/a_menu/shotou/clarinet/002/003/010/004.htm）2022/8/12 アクセス

ラザルス，R.S.・スーザンクオルクマン（著），本明 寛，織田 正美，春木 豊（訳）（1991）ストレスの心理学―認知的評価と対処の研究 実務教育出版（Richard S. Lazarus, Susan Folkman（1984）Stress,）

Clayton, S., Manning, C. M., Speiser, M., & Hill, A. N.（2021）. Mental Health and Our Changing Climate: Impacts, Inequities, Responses. Washington, D.C.: American Psychological Association, and ecoAmerica.

Department for Digital, Culture, Media and Sport（2018）Policy paper A connected society: a strategy for tackling loneliness（www.gov.uk/government/collections/governments-work-on-tackling-lonelines（アクセス　2021/9/23）

Engel, G.,（1977）The Need for a New Medical Model: A Challenge for Biomedicine, Science, New Series, 196（4286）, 129-136.

Holt-Lunstad, J., Smith, T. B., Layton, J.B.（2010）Social Relationships and mortality risk: a meta － analytic review, PloS Medicine, Vol7 (7).

National Institute on Drug Abuse (NIDA) : Principles of drug addiction treatment – a research-based guide (3rd Ed.) . NIDA, USA, 2018.

Steptoe, A. (1991). Psychological coping, individual differences and physiological stress responses. In C. L. Cooper & R. Payne (Eds.), Personality and stress: Individual differences in the stress process (pp. 205–233). John Wiley & Sons.

第4章
ストレス対策を考える

　私たちはさまざまなストレスを体験しながら日々を過ごしています。中には，強烈な体験として長期にわたって私たちを悩ますような出来事に遭遇することもあるでしょう。人生には想像すらしなかったことが起こりえます。

　しかし，歴史を振り返ればわかるように，戦争や災害の体験など，人々は過酷な体験を乗り越えて生きてきました。私たちには誰しも回復力が備わっています。

　第4章では，日常のストレスを超えたトラウマとなるようなストレスとそのケアを学びます。そして，日常のストレスからトラウマティックなストレスにわたる対策を考え，回復力を育んでいく方法を学びましょう。

　ここまで，ストレスへの向き合い方や対処法の整理などを通して，ストレスへの理解を深めてきたと思います。第4章では，まず，日常生活におけるストレスから少し離れ，非日常において経験されうるストレスについて理解することから始め，人生において経験されるさまざまなストレスへの対策を私たちに備わっているレジリエンスとのつながりから考えていきましょう。

1．トラウマケアの基本を知る

トラウマとは

　トラウマという言葉を聞いて，どのようなことを思い浮かべますか。ストレスという言葉ほど日常的に使用される言葉ではありませんが，それでも聞いたことがある人は多いことでしょう。

　まず，トラウマ（Trauma）の定義を確認しましょう。トラウマは，「非常に強い心的な衝撃を与える体験を経て，その体験が過ぎ去った後も体験が記憶の中に残り，精神的な影響を与え続ける，精神的な後遺症」を指します（金，2006）。

　トラウマの体験には，PTSD（Posttraumatic Stress Disorder：心的外傷後ストレス障害）の診断基準で定められている「実際に，危うく死ぬ，重傷を負う，性的暴力を受ける出来事」（DSM-5[1]，2013）をはじめ，子どもの頃の両親の離婚，家族の精神疾患，貧困など，さまざまな体験が含まれます。前者のような狭い意味でのトラウマ体験に限った場合でも，日本では，国民の約60％が生涯に1回以上経験していることが報告されており（Kawakami et al., 2014），多くの人がトラウマ体験をしていることがわかります。

　トラウマは「こころのケガ」と喩えられ，ケガの深刻度や治り方は「から

---

[1] DSM（Diagnostic and Statistical Manual of Mental Disorder）とは，米国精神医学会が作成している精神疾患のみを対象にした分類と診断基準であり，最新版の第5版は2013年に改訂されています。

だのケガと同様に，当時の状況や状態，本人の健康度，適切な手当や治療・サポートの有無」によって異なります（野坂，2019）。つまり，前述の出来事を体験したからといって，必ずしもすべてがトラウマ体験になるわけではありません。しかし特に，小児期に体験されたさまざまな逆境体験が成人後の心身の機能に影響を及ぼすことが，そのメカニズムとともに明らかにされてきており，小児期逆境体験（Adverse Childhood Experiences：ACEs）を早期に発見し支援していくことの重要性が指摘されています（伊角他，2019）。

アメリカの疾病対策予防センター（Centers for Disease Control and Prevention: CDC）が 1995 年から 1997 年にかけて実施した ACEs 研究では，17 のトラウマ体験が提示され，対象者の半数以上が 18 歳までに 1 つ以上を体験しています。また，4 つ以上の体験をした者の割合は 6.2%であることが示され，多くの人に体験されているものであることが示されました（Felitti et al., 1998）。そして，その体験数と疾患発症との関係性には，用量—反応関係[2]があることが分かり，トラウマ体験が多いほど，虚血性心疾患，がん，慢性気管支炎などの発症につながることや，トラウマ体験が 4 つ以上あった場合には，ない人に比べて自殺リスクが 12 倍以上にも上ることが示されました（Felitti et al., 1998）。

3 つの F

強い衝撃をもたらすような体験をしたときに起こす反応の多くは，一過性に経過しますが，一部には慢性化し，その後の生活に少ならからぬ苦痛を残すことがあります。

代表的な変化として，身体的側面に現れるのが，「闘う（Fight），逃げる（Flight），固まる（Freeze）」という 3 つのストレス反応のいずれかです。

---

[2] 用法—反応関係（dose-response relationship）：生体に影響を及ぼす何らかの要因（薬や化学物質。ここではトラウマ体験）の量と生体の反応との関係を指しています。

　これらは，それぞれの頭文字をとって「3つのF」と呼ばれています。前者の2つ「闘う・逃げる」という反応は，交感神経系の働きが亢進することで起こり，固まるという反応は背側迷走神経系の活動亢進により起こります（➡ p.78）。いずれも危険な状況において命を守るために起こる反応です。危機的状況を脱することができれば，次第に元の状態に戻っていきますが，これまでに経験したことのないような危険な状況におかれたのですから，すぐには元に戻りません。

　例えば，トラウマ体験に関連した悪夢を見たり，トラウマ体験を思い出させる場所を避けたり，ちょっとした物音に極端に驚いたり，眠りが浅いなどが経験されます。これらはPTSD症状（表4-1）と呼ばれますが，トラウマ反応には表4-2に示すようにさまざまなものがあり，多岐にわたる苦痛が経験されます。

表4-1　PTSDの症状（西，2021）

侵入（再体験）
・トラウマ体験を今体験しているかのようにありありと思い出したり，感じたりする
・トラウマ体験に関連した悪夢を見る
・トラウマ体験を思い出したときに，気持ちが動揺する／動悸がする／汗をかく

回避
・トラウマ体験に関して，思い出したり，考えたりすることを避ける
・トラウマ体験を思い出させるものを避ける

認知と気分の陰性変化
・持続的で過剰に否定的な予想
・関心や興味を持てなくなる
・他者から孤立している感覚
・幸福感や優しさなどの感情が持てない

過覚醒
・イライラ感
・過剰な警戒心
・不意に襲ってくる刺激に極端に驚く
・睡眠障害
・無謀な行動
・集中困難

表 4-2　トラウマ体験への多様な心理的反応（金，2006 を一部改変）

種類	内容	影響	結果
PTSD症状	侵入（再体験），回避，気分と認知の陰性変化，過覚醒	短期間で自然に軽快する場合もあるが，一部は慢性化。また，潜伏期間を経て発症することもある。	ASD, PTSD
感情の変化	抑うつ・悲哀，怒り，焦り，無力感	行動の一貫性のなさ	慢性的な悲嘆反応
	罪責感（サバイバーズ・ギルト，ジョン・ウェイン症候群など）	対人関係への感情の投影	パーソナリティ障害との誤認
	不安の身体症状として不眠，食欲低下	必要な治療，支援の拒否　自傷行為	対人関係の障害
	動悸，ふるえ，発汗，呼吸困難，しびれ	援助者への怒りの転移　スケープゴート探し	
対人関係の変化	社会と自分への信頼の喪失　体験の意味づけの困難　生活基盤の破壊による活動範囲の狭まり　（一部は感情反応の影響による）	職業への支障　交友関係の減少　経済的困難の増大　家族葛藤の増幅	引きこもり　社会的不適応

　そして，ここで理解しておきたいことは，これらの反応は「異常な状況に対する正常な反応である」ということです。まずはこれらの反応が起きている自分に対して，「自分が弱いから」と捉えるのではなく，強い衝撃をもたらす体験をしたことに対する心身の正常な反応であると受け止めて欲しいと思います。その上で，安全な場所に身を置き，安心を少しずつ取り戻していけるとよいでしょう。

　しかし，中には，トラウマ体験からある程度時間が経過しても，体験直後の反応が軽減されずに維持ないしは増幅し，苦痛を感じ続ける人もいます。図 4-1 に示すように，症状の持続期間で，診断上，急性ストレス障害（acute

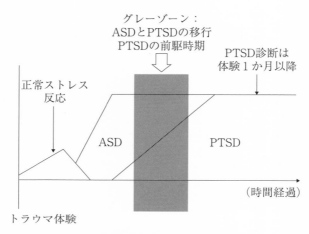

図4-1　トラウマ反応の時間経過（金，2006）

stress disorder：ASD）とPTSDに区別されます。

　PTSDは，診断基準を満たす症状および障害が1か月以上持続している場合に診断され，ASDは持続期間が3日から1か月と定められています。その症状としては，①侵入（再体験），②回避，③気分と認知の陰性変化，④過覚醒の4つがあります。それぞれの具体的な症状は**表4-1**に示す通りですが，ASDでは，これらに「解離症状」が加わります。解離症状には，「周囲または自分自身の現実が変容した感覚」や「心的外傷的出来事の重要な側面の想起不能」が含まれます。

　ここまで読んできたように，トラウマの知識をもっておくことは，自分自身や他者のトラウマを理解し，トラウマケアを行う際に役立ちます。
　トラウマケアは，**図4-2**のようなピラミッド型の3段階に分けられており，一番下部のトラウマインフォームドケア（Trauma Informed Care：TIC）が，トラウマケア全体の基盤に位置づけられます（西，2021）。より上部のケアは専門的なアプローチになりますが，TICは誰しもが知識としてもってお

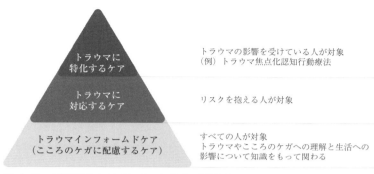

トラウマに特化するケア　トラウマの影響を受けている人が対象
（例）トラウマ焦点化認知行動療法

トラウマに対応するケア　リスクを抱える人が対象

トラウマインフォームドケア（こころのケガに配慮するケア）　すべての人が対象
トラウマやこころのケガへの理解と生活への影響について知識をもって関わる

図 4-2　3 段階のトラウマケア（西，2021）

くことで，本人や身近な人が必要な支援を受けやすくなる社会の実現につながります。

「見る」「聞く」「つなぐ」

　具体的なトラウマケアは，世界保健機関（World Health Organization：WHO）が作成したサイコロジカル・ファーストエイド（Psychological First Aid：PFA）の手引きを参照するとよいでしょう。

　PFA とは，「深刻な危機的出来事に見舞われた人に対して行う，人道的，支持的，かつ実際的な支援のこと」で，通常，出来事の最中ないしは直後に行う支援が対象です（WHO，2011）。主に世界の紛争地域や被災地域での支援のために作られていますが，特に，PFA の定義が発表された 2011 年 3 月 11 日は日本が大地震に見舞われた年でもありました。東北地方に太平洋沖地震が発生し，多くの人が被災者となり，多くの人が国内に限らず海外から支援者として支援に携わりました。PFA にはこのように，支援者の実践に役立ち，被災者を支える上で留意すべきことや，支援への心構えがまとめられています。PFA には表 4-3 に示したことが含まれています。

　苦しんでいる人や，助けが必要かもしれない人に，押しつけや無理強いを

118

表 4-3　PFA とは

実際に役立つケアや支援を提供する，ただし押し付けない
ニーズや心配事を確認する
生きていく上での基本的ニーズ（食料，水，情報など）を満たす手助けをする
話を聞く，ただし話すことを無理強いしない
安心させ，心を落ち着けるように手助けする
その人が情報やサービス，社会的支援を得るための手助けをする
それ以上の危害を受けないように守る

せずに，その人が求めていることを受け止めて，支援していく姿勢が必要です。もちろん，その人の状態[3]によっては，PFA だけはなく，緊急で専門的な支援を必要とする場合もあります。そのような状況では，医療従事者など専門家につなげることも重要です。

　PFA の活動の原則は「見る」「聞く」「つなぐ」です。

　まず，危機的な状況がどのようなものであるかを「見る」ことは支援の最初のステップとなります。そして，「見る」ときに確認すべき事項は，①現場の安全性，②緊急の支援や専門的な支援を要する人，③深刻なストレス反応を示す人，の３つです。心理的な支援を行う際，その場所が安全であることは非常に重要なポイントですので，安全の確保に努めることが必要となります。そして，緊急の支援が必要な人がいる場合は，基本的ニーズ（食料や水など）を満たせるように支援したり，専門家につなげたりします。また，危機状況においてはみられるさまざまな反応は，先述した通り，異常な状況に対する正常な反応であるという認識をもちつつ，より深刻な状態にある人がいないかを見ることが重要です。

　「聞く」は，「見る」にあたって留意した点を前提としつつ，援助が必要な人に対して，その人の状況やニーズを理解し，気持ちを落ち着かせ，適切な

---

[3] 緊急に専門的な支援を必要とする人には，命に関わる重傷を負い，緊急医療が必要な人，気が動転して自分自身や子どものケアができない人，自傷の恐れがある人，他の人を傷つける恐れがある人が含まれています。

支援を行っていくために欠かすことができません。具体的な支援につなげられるように，何を必要としているのか，何を心配しているのかを聞きます。ただし，起きたことについて無理に話すよう強要しません。

　「つなぐ」は，「見る」「聞く」を通して明らかとなった支援をしたり，それらを得られるように利用できるサービス等につなげます。生きていく上での基本的ニーズが満たされ，サービスが受けられるように手助けをすること，自分で問題に対処できるように手助けすること，情報を提供すること，そしてその人にとって大切な人を結び，社会的な支援へとつなげることが挙げられます。

　このような活動は，危機的状況において援助を必要としていた人々が，最終的にその人自身が対処できる力を取り戻すことを目指して行われます。私たちには回復する力（レジリエンス）が備わっていますが，危機的状況においては元々有していた資源へのアクセスが困難になり，うまく機能しなくなるということはよくあるのです。援助を必要とする人と向き合って支援を行う際には，こうした視点をもっておくことは支援者自身も支えることになるでしょう。

　援助を必要とする人だけではなく，支援者自身のケアを行うことの重要性も指摘されています。支援者自身も危機的状況での援助活動を通じて影響を受ける可能性があります。援助を受ける人に対して最善のケアが提供できるようにしておくために，自分自身の心身の健康状態にも注意を払い，必要に応じて休息をとったり，支援者同士で声を掛け合い，支え合ったりすることも重要なケアになります。

2．PTSD の治療法

有効な「再学習」の効果

　PE 療法（prolonged exposure therapy: 持続性曝露療法）は，フォアなど（Foa, E.B. et al., 2007）により開発された PTSD に対する優れた効果が示されている認知行動療法プログラムです。世界の多くの研究でその効果が実証されており，我が国においてもランダム化比較試験[4] が行われた研究報告により，その有効性が示されています（Asukai et al., 2010）。
「持続性曝露療法」の「曝露」という文字を見ると，なんだか危険なことにさらされるのではないかという印象をもつかもしれませんが，この療法の原理は，「再学習」です。ここでいう「さらされる」とは，トラウマとなった出来事や体験時に感じたことを思い出したり，語ること，トラウマに関連した恐怖や不安を喚起する刺激に触れることを指します。
　まず，トラウマ記憶は恐怖の条件づけ[5] という学習の基本型により形作られます。恐怖を感じさせたこと（無条件刺激）と体験時の文脈を条件刺激とする条件づけの記憶がトラウマ記憶につながり，体験後に無条件刺激がないにもかかわらず，条件刺激に遭遇すると，条件反応としての恐怖反応が表出されることになります。

---

[4] ランダム化比較試験（Randomized Controlled Trial: RCT）：医学研究において最も信頼性の高い研究デザインに位置づけられている研究方法。被験者を無作為に 2 群（以上）に分けて，片方の群には治療・投薬を行わず（対照群），他の群にのみ治療・投薬を行います。そして，事後の健康状態を観察し，2 群を比較することで，その効果を確かめます。
[5] 恐怖の条件づけ：ワトソン（1920）による生後 11 ヶ月の乳児（アルバート）を対象に行った実験で明らかになった古典的条件づけの一つ。アルバートに対して，白ネズミを条件刺激，乳児を怖がらせるに十分な大音量の銅鑼の音を無条件刺激として提示することを 3 回ほど繰り返し，その 1 週間後に同じ工程を繰り返したところ，それまでは興味をもって近づいていた白ネズミを見ただけで恐怖反応を示し，泣き出し，向きを変えて白ネズミから逃げるという反応を示しました。その後，白ネズミだけではなく，白ウサギや白い毛皮のコートを見ただけ恐怖反応を示し，もともとの条件づけにおいて用いられた刺激と類似した（白い毛）刺激によっても反応が生じることが明らかとなりました。

　例えば，交通事故を経験した人が，事故に遭った場所やその車に似た車種を見たり聞いたりするだけで，事故当時の記憶が蘇り，恐怖を感じ，外出できなくなったりします。これまで観ることができていたテレビが交通事故のニュースなどが流れ，恐怖反応が起こることへの不安により観られなくなってしまうなど，日常生活にさまざまな影響として現れることがあります。これらの反応は，過去に体験されたことがいま・まさに起こっているかのように感じられてしまう非常に苦しいものです。

　しかし，この条件づけは再学習によって「消去」できることが明らかにされています。ここでいう「消去」とは，条件刺激が提示されても，恐怖反応がみられなくなることです。消去は，無条件刺激が提示されない条件下で条件刺激のみを繰り返し提示することによって，条件刺激に対して反応する必要がないことを新たに学習した結果であるといえます。

　PE 療法は，トラウマ体験の記憶を繰り返し語ることを主体とする治療法です。トラウマ体験の記憶から逃げず，その体験を言葉にすることを通して，「出来事は過去のものであって，記憶は真の危険ではない」（大澤，2019）ことを学習していきます。

　PE 療法の全体像は，**表 4-4** に示すように，主に 5 つの要素からなり，週1 回 90 分から 120 分間のセッションを 10 ～ 15 週にわたって行います。

表 4-4　PE 療法の全体像（元村，2019）

トラウマに対する心理教育	プログラムの全体像および使用する治療法の説明を行う。
不安に対する対処としての呼吸法	不安に対する対処法として，呼吸再調整法を習得し，毎日施行する。
現実生活内曝露	不安階層表を作成し，回避していた中程度の不安を感じる課題を宿題として課し，徐々に難易度の高い課題に挑戦してゆく。
イメージ曝露	セッションの間，トラウマ記憶を繰り返し思い出し，それを現在形で語る。さらにセッションの内容を録音しておき，ホームワークとして毎日聞く。さらに，もっとも苦痛，恐怖が強いシーンをホットスポットとして抽出し，重点的に記憶を賦活する。
プロセシング	イメージ曝露の過程で出てきた考えや気持ちについて話し合い，非機能的な認知を修正する

EMDR

PTSD の治療法は PE 以外にもあります。それは，アメリカ心理学会（American Psychological Association：APA）が 2017 年に発行した "Clinical practice guideline for the treatment of PTSD" にその有効性がまとめられています。

例えば，シャピロ（Shapiro, 1995）が開発した EMDR（eye movement desensitization and reprocessing：眼球運動による脱感作と再処理法）があります。これは「条件付きで推奨」となっているものの，2012 年〜 2016 年の間のエビデンスの蓄積から「強く推奨される」に変更されるであろう，と書かれており，今後のガイドライン改訂により変更される可能性があります。

EMDR では，**表 4-5** のように 8 つの段階で治療が進められていきます。眼球運動を伴いながら出来事の記憶や関連するイメージを思い浮かべるのがこの治療の主な方法ですが，PE 療法のようにその詳細について語る手続きは含まれていません。EMDR は，PE の曝露のように負担の高いホームワークを課さないことや治療週数が PE よりも短いという利点が挙げられます。しかし，回復のメカニズムがまだ明らかになっていないため（元村，2019），今後の研究が期待されています。

表 4-5　EMDR の全体像（元村，2019）

成育歴，病歴の確認	成育歴を聴取し，これまでの経験などを踏まえ，EMDR実施の安全性を確認する
治療の準備	心理教育を受けて，治療の概要を理解する
現状の評価	実際にどの程度の症状がでているのかSUDs（Subjective units of discomfort score: 苦痛の主観的評価点数）などで評価する
脱感作	トラウマ記憶の嫌なイメージや考え方を思い浮かべる。そして，治療者の指を見て，眼球運動を行い，終了後は深呼吸をする。イメージや考え方に変化があれば，さらにセットを繰り返す
認知の修正	嫌なイメージが薄れてきたら，肯定的な認知を思い浮かべながら，再度，眼球運動を行う
身体の確認	緊張や不快感が残っていたら，落ち着くまで眼球運動を行う
終了	リラクゼーションを行いながら，治療を終わる。
状況の再評価	症状を再評価し，効果を確認し，次の治療計画を立てる。

　このように，各心理療法は，その治療の有効性について検証を積み重ねながら改良されていき，困っている人に提供されます。日本では，1995 年の阪神・淡路大震災が PTSD やトラウマという言葉が社会で広く知られる契機となり，その後，この領域の研究蓄積によって，さまざまな治療法が提供されるようになってきました。トラウマが多くの人に正しく理解されることや，トラウマを公衆衛生の問題として理解すること（野坂, 2019）を通じて，トラウマを受けた人々が私たちにもともと備わっているレジリエンス（次項で詳述）を発揮しながら，自然に回復していくことを支え，よりよく生きられる社会の在り方につなげていくことが求められます。

コラム8　筆者が実際に体験したトラウマティックな出来事からの自然な回復過程

　私は，博士課程修了後に就職した研究所においてPTSDの研究に従事していました。トラウマ体験がどのような反応を引き起こし，時間経過とともにどう変容するかを，研究を通して「頭」では理解していました。トラウマティックな出来事を体験した直後には「異常な状況に対する正常な反応」が起こることも。

　ある日，職場の同僚と2人で仕事帰りに美味しいと評判のアジア料理屋さんへ行きました。雨模様の一日でしたが，だいぶ前から予約を入れていて，初めて食す異国の料理を楽しみにしていました。

　食事を終え，それぞれ帰宅の途につきました。傘をさしながら，先ほどまでの楽しい時間を思い出したり，仕事のことを考えたり，いろいろなことを考えながら歩いていました。ふと，こういう雨の日は，雨音が人の気配を消すから犯罪が起こりやすいのではないか，という考えが頭をよぎりました。もし何かあったら大きな声を出して逃げよう，と頭の中でシミュレーションしながら，夜道を歩いていました。

　自宅マンションまでは近道を選んで歩き，あと数歩でマンションの敷地に踏み込むといったところで，後ろに人の気配を感じ，振り返る間もなく，押し倒されました。傘は飛んでいき，一瞬何が起きたのかわかりませんでした。これはシミュレーションしていたことの続きなのか，現実なのか。現実と受け止めるには，信じたくないことでしたが，倒れた状態のまま，とにかく大きな声で「助けて！」と叫びました。その声に驚いたのか，私を押し倒したその人は走り去っていきました。その後，急いで自宅に帰って，玄関のドアを閉めたはずですが，どうやって帰ったかはよく覚えていません。少しして部屋から，先ほどまで一緒に食事をしていた同僚に電話をかけたことを覚えています。帰宅途中の出来事を冷静に話しているつもりでしたが，話を聞き終わった同僚は一言，「過覚醒になっていますよ」と。その一言で我に返り，自分の心身の状態に気づきました。「私は今，過覚醒なのだ。今日は眠れないかもしれない」。

　翌日，職場でお昼に研究室のメンバー全員とランチをとっているとき，昨日の出来事を話しました。そのとき，慰めの言葉があったかどうかは覚えていませんが，話は雨の日の犯罪に関することや防犯グッズの製品開発に広がっ

ていきました。それを聞きながら，出来事は過去のことであり，今後それを防止するためにできることを考えていく未来に思考が開かれている様子を感じ取りました。研究室のメンバーは皆トラウマの研究者でもあったので，そのような話が自然にできたのでしょう。日中はいつも通りに仕事ができましたが，帰宅する時間帯になったとき，自分の異変に気づきました。帰宅する，という行為が恐怖心を呼び起こしたのです。その様子を感じ取ってくれたのか，同僚が一緒に帰りましょう，と言ってくれました。車で出勤をしていたので，昨日の出来事があった場所を通ることはありませんが，駐車場から自宅までの道を歩くことすら，怖かったのです。同僚は，私の車の後ろを車でずっとついてきてくれ，駐車場から降り，家の中に入るまで車の中から見届けてくれました。

　それから 2 週間以上，恐怖心は軽減せず，後ろに人の気配を感じると，体が強張っていくことを感じました。その都度「後ろには立たないでください」と，祈るように心の中で叫んでいました。そして，出来事から 3 週間を過ぎたあたりから，人が後ろに立っても祈らずに済むようになり，回復してきたと感じることができました。今でも，駅名を聞くと，記憶が蘇ってきますが，恐怖を感じることはなく，嫌な出来事だった，という事実として受け止め，他のさまざまな出来事と同じように私の記憶の一部になっています。

　「異常な状況に対する正常な反応」が，数週間にわたって経験されたことは，とても辛い体験ではありましたが，毎日自分の状態を観察しながら，頭で過去のことだとわかっていても，体は常に警戒モードになっていること，特に夜が近づくと顕著な心身のストレス反応が現れることを興味深く受け止めている私もいました。そして，何より，さまざまな同僚からのサポートが私の回復過程を支えてくれたことには心から感謝しています。私が置かれていた環境は特殊です。職場がトラウマの研究室で，常に PTSD の研究の話をする場があり，専門家が身近にいる環境でした。

　一般的には，トラウマティックな体験をした際，自分に非があったのではないか，などという思いから，他者に相談することをためらうことが多いです。また恐怖心から外に出られなくなり，引きこもってしまい，それが長期化すると孤立し，回復が進みにくい状況におかれてしまうこともあります。トラウマからの回復は，一人では困難です。体験を安心して話せる場や，具体的なサポートを受けられる環境を整備し，自然な回復を支えていける社会を作っていきたいと思います。

3．レジリエンスを育む

レジリエンスの定義とその要因

　トラウマ体験は，多くの人が経験するものですが，そのうちの大多数は
PTSD を発症しません。例えば，WHO の調査では，日本を含む世界 20 か
国を対象とした研究から，12 ヶ月有病率[6] は平均 1.1 %（0.2 ～ 3.8 % と，国
によるばらつきがある）であることがわかりました（Karam et al., 2014）。
日本においては，PTSD を発症する人は生涯有病率で 1.3 %，12 ヶ月有病率
で 0.7% と諸外国と比較して低い割合であり，その相違は社会的・文化的背
景によると考えられています（Kawakami et al., 2014）。

　多くの人がトラウマを乗り越え生きていますが，それを支えるものは何で
しょうか。

　それが，ここで取り上げる「レジリエンス（resilience）」です。この用語
は 2020 年 11 月に野口聡一宇宙飛行士を含む 4 人の宇宙飛行士を乗せたス
ペース X 社の民間宇宙船に付けられた名前が「レジリエンス」であったこ
とで思い出す人もいるかもしれません。また，2020 年 1 月に実施された大
学入試センター試験（当時）の国語の問題にも，「レジリエンス」に関する
文章が出題されており，ストレスやトラウマほど馴染みのある言葉ではなく
とも，少しずつ認知されるようになってきています。レジリエンスの定義は
さまざまあり，一意に決まってはいませんが，代表的なものとしてアメリカ
心理学会の定義をみてみましょう。

　レジリエンスとは，困難な経験から立ち直ることを意味しており，「逆境，
トラウマ，悲劇，脅威，極度のストレス（家族関係の問題，健康問題，職場

---

　[6] 12 ヶ月有病率：調査時点から過去 12 ヶ月間に診断基準を満たす状態を経験していた者の割合。
なお，生涯有病率とは，調査時点までに診断基準を満たす状態を経験していた者の割合を指し
ます。

や経済的な問題）に直面する中で適応していく過程」と定義されています
（APA，2009　筆者訳）。日本語訳もさまざまあり「回復力」「弾力性」「しな
やかさ」などが挙げられています。

　レジリエンスは，1955 年にハワイ州のカウアイ島で誕生した 698 名の子
どもを対象に行われた研究から始まりました（Werner, 1992）。約 30 年間に
わたる縦断研究が行われ，1970 年代に報告されました。周産期のストレスや，
慢性的な貧困状態や親が精神疾患を有していて家庭環境が不安定であること
といった生物学的，心理社会的なリスク要因が，子どもの発達においてどの
ようなネガティブな影響を及ぼすのか，また何が問題を抱えた子どもの保護
要因として回復に寄与するのか検討しました。

　その結果，発達上，問題を抱えるリスクの高い子ども（vulnerable：脆弱）
の中でも 3 分の 1 は良好な発達を遂げていることが明らかになりました。

　では何が保護要因として働いていたのでしょうか。ワーナー（Werner,
1992）はその要因として 5 つ挙げています。

　まず 1 つ目は，親，教師，メンター，友人などさまざまな思いやりのある
人からポジティブな反応を引き出すことのできる気質[7]。

　2 つ目は，能力を有効に活用するためのスキルや価値観，例えば困難を克
服できるという信念や現実的な教育や職業計画，さらに家事や家庭での責任
など。

　3 つ目は，子どもにコンピテンス[8]を反映させ，自己効力感を育む親の養
育スタイル，母親の教育レベルなど。

　4 つ目は，信頼を醸成し，未来のゲートキーパーとしての役割を果たす他
者との関わり（ここでいう他者は，祖父母，年長のメンターとなる人，若い
リーダー，教会のメンバーなど）。

　5 つ目は，学校卒業後の就業への道，市民生活から軍隊生活への道，独身

---

[7] 気質（temperament）：通常，生物学的に決定され，若齢期からみられる人格の基盤となる特
性のことをいいます（APA，2013）。
[8] コンピテンス（competence）：人生を統制する能力，問題を効果的に処理する能力，行動やお
かれている環境を変容させる能力を指します（APA, 2013）。

から結婚して親になるなど，人生の大きな転換期にさまざまな機会に開かれていたこと。特に，問題を抱えた20代の若者にとって，セカンドチャンスを与える成人教育は強力であったとしています。

　この5つの要因が示されたことでわかることは，子どもを取り巻く環境と教育の重要性です。特に，教育によって，自己効力感を高め，責任感をもつ機会を得て，個人の成長が促進されることが明らかにされたことは，教育に携わるさまざまな人々に示唆的です。

広まっていくレジリエンス

　これ以後，心理学や精神医学の領域で，レジリエンス研究は広く進められ，特にここ20年程度の精神医学領域を中心とした科学的研究の蓄積により，世の中で注目されるようになってきました。それを象徴するように，2012年にNature誌とScience誌という2大科学雑誌でほぼ同時期にレジリエンスが特集されています（Nature誌のタイトルは "Stress: The roots of resilience"，Science誌のタイトルは "The science of resilience implications for the prevention and treatment of depression"）。

　Nature誌では，トラウマ体験からの回復における基盤としてのレジリエンスについて言及されており，Science誌では，レジリエンスの要素が示されており，要素ごとに，うつ病の発症予防や治療における介入やトレーニングの具体的な内容がまとめられています。その要素は，**表4-6**に示すように認知的／行動的，感情調節，社会的，身体的健康，神経生物学と多面的な側面に分類されていることがわかります。これらの有用な介入やトレーニングはこれまでの研究の蓄積により明らかにされてきた科学的根拠に基づきます。

　例えば，認知的／行動的側面に関しては，対処への自己効力感を高めることの重要性が指摘されており，さまざまなストレス状況において試せる多様なコーピングをもつことの大切さにつながってきます。感情調節に関しては，

表4-6　レジリエンスの要素（Southwick and Charney, 2012）

	うつ病 リスク要因	治療的介入/ トレーニング	レジリエンス 保護要因
認知的/ 行動的	実行機能**低** 対処への自己効力感**低** ネガティブな注意バイアス，認知的柔軟性**低**	認知行動療法，ポジティブ感情訓練，コーピングスキルの開発と訓練，ウェルビーイング療法	対処への自己効力感**高** 現実的な楽観主義 認知的柔軟性
感情調節	低（例：ストレスからの遅い回復）	マインドフルネス，訓練，抗うつ薬	高（例：ストレスからの早い回復）
社会的	ソーシャルスキル**低** ソーシャルネットワーク**少** レジリエントなモデル**非存在**	社会性と情動の学習訓練，ネットワークサポート療法	ソーシャルスキル**高** 多様なソーシャルネットワーク レジリエントなロールモデルの存在
身体的健康	睡眠妨害，心血管系の健康**低**，低栄養，肥満	睡眠衛生の指導，運動療法，食事改善	良好な睡眠習慣，身体的な良好さ，良好な栄養
神経生物学	ストレス反応におけるHPA系・SNS系の調節不良，前頭前野の実行機能の**低下**，ストレスによる大脳辺縁系の活動亢進	神経回路訓練，新規薬剤	ストレス反応におけるHPA系・SNS系の効果的な調節，頑健な前頭前野の実行機能とストレスに対する大脳辺縁系の反応調節能力

マインドフルネス[9]による効果が明らかにされています。マインドフルネスの実践とは，今の自分の感情反応／身体反応に気づき，それに判断を加えずに「ありのまま」の自分を受け入れ，「いま，この瞬間」に生きることを意識して行います。このことがストレス反応からの早い回復を促すことを通して，うつ病発症の予防につながります。

また，認知的柔軟性も重要な保護要因の一つです。

認知的柔軟性を育む上で，セリグマンがポジティブ心理学の知見を応用した「3つのよいこと（Three Good Things：TGT）」（Seligman el al.,2005）というプログラムは参考になるでしょう。

そのプログラムとは，一日の終わりに，その日にあった「うまくいったことを3つ」と「その原因」を書くことを一週間続け，それぞれのよかったことに対する因果関係を考えてもらう，というエクササイズです。このプログ

[9] マインドフルネス：今の瞬間の「現実」に常に気づきを向け，その現実をあるがままに知覚し，それに対する思考や感情にはとらわれないでいる心の持ち方，存在の有様（熊野，2011）。

ラムの効果を「うつスコア」と「幸福感」の半年間にわたる変化を測定し検討したところ，一週間のプログラム実施後に下がった「うつスコア」は半年間も持続し，一方の「幸福感」は徐々に高まっていくことがわかりました。私たちは，失敗したことやうまくいかなかったことに焦点を当てがちです。特に，気持ちが落ち込んでいるときは，ネガティブな情報に目を向けてしまう「ネガティビティ・バイアス」が強まります。このエクササイズをすることで，そのネガティビティ・バイアスを自分でポジティブな方向へ向けていくことができます。一週間のエクササイズの効果が長く持続することは，ものの見方，視点をネガティブからポジティブに転換する習慣を身につけられたからと考えられるでしょう。

　社会的側面に関しては，孤立しないように，多様なソーシャルネットワーク（➡ p.94）につながる支援が重要なアプローチとなるでしょう。その他の身体的健康，神経生物学的側面は，認知的／行動的，感情調節，社会的な要素が機能する上で基盤となります。また，それらとの相互作用を通して，うつ病発症予防や治療効果を促進させます。これらの要素は，第2章と第3章で都度取り上げています。本書を読み進めながら，レジリエンスを育むプロセスを歩んできていたことに気づかれるのではないでしょうか。

レジリエンスとしての睡眠

　睡眠，運動，栄養は身体的健康に含まれるレジリエンスの重要な要素です。
　まず，睡眠についてですが，近年の睡眠学の研究蓄積からさまざまなことが明らかとなってきています。特に睡眠医学の進歩により，睡眠のメカニズム，睡眠の機能，睡眠と身体の機能や精神の機能との関連性など，誰にとっても身近で関心の高いテーマについて私たち一人一人が参考になる知見がわかりやすく提供されています（内山，2019 など）。
　レジリエンスを高めるための良好な睡眠習慣とは何か，考えたことはあるでしょうか。

　何らかの困難に遭遇したとき，私たちは認知的／行動的対処，感情調節や社会的な関わりをもつことによって不調な状態から回復していますが，その他に睡眠をとることによって，回復した経験も多くしてきたことでしょう。毎年コーピングの授業回で行うグループワーク（➡ワーク①）では，「寝る」というコーピングは必ず挙げられています。これは，睡眠をとることで気分や不調感が回復した経験をしているからこそ，まずは寝て休息をとり，心身の回復を促そうとしていることがうかがえます。

　睡眠それ自体には回復する機能があり，内山（2014）によると，「睡眠には，心身の機能を休め，そして積極的に養って，回復させる機能がある」とされています。

　しかし，直面している問題の困難度によっては，一晩寝ても気分が晴れずに疲れもとれない，ということも起こりえます。それが長期化して，寝ていても回復しない，となると注意が必要です。「寝ていても」と書きましたが，この場合の「寝ている状態」とは，休息機能が発揮される眠りとはいえない可能性が考えられます。第3章第3節「リラクセーション技法」で，副交感神経系を活性化させることで作られるリラックス状態について述べてきましたが，寝ていてもリラックス状態にならない睡眠があるのです。

　例えば，自分にとって重要な試験が翌日に控えているときは，不安が募り，緊張状態のまま眠りについていることがよくあります。不安や緊張感は副交感神経系の活性化を阻害してしまい，寝ていても身体は副交感神経系が十分に活性化しないために休息をとれません。つまり，必ずしも寝ていればリラックス状態となって休息がとれるとは限らないのです。試験の前に緊張が高まること自体は，非常に自然なことですから，通常よりも眠りが浅くなるのは当然です。多くの場合は，緊張の原因となっている試験が過ぎ去れば，いつもの眠りが戻ってくることでしょう。

　睡眠状態から自分の心身の状態を知るためには，睡眠が本来のレジリエンスとしての機能を発揮できていない，と感じとってしまうこと，そしてその状態に対して自分で調整を試みること（呼吸法などの自律神経系への働きか

け）がストレス対策としてできることではないでしょうか。そして，一晩の眠りで回復できている状態は，睡眠が本来の機能を発揮できているため，自分の身体に感謝し，労うことも忘れないようにしましょう。

　勉強，研究，アルバイトや交友活動などに忙しい大学生にとって，1日24時間という限られた時間の中で削る候補となるのが睡眠時間です。大学生はそれまでの学校生活と異なり，自由度の高い生活を送っています。学部によって自由度は異なりますが，共通した特徴として，より夜型の生活リズムになりやすいとはいえるでしょう。

　大学で授業を担当している実感として，学年が上がるとその変化は顕著です。高校卒業直後の学部1年生よりも高学年になると朝の授業に出席することへの苦痛を訴えるコメントが増えてきます。レポートや試験勉強のために徹夜をすることも多く，それが慢性的に続くことで，日中の眠気につながり，睡眠のリズムや量・質が悪化していく可能性を高めてしまいます。

　良好な睡眠習慣について考えるきっかけとして，表4-7 に示すような「睡眠障害対処12の指針」が参考になるでしょう。睡眠障害対処と書かれていますが，よりよい睡眠をとるための指針として，現在睡眠に問題を抱えていない人も睡眠についての理解を深めるきっかけとなり，睡眠に問題を抱えている家族などの身近な人にも役立つことでしょう。

レジリエンスとしての運動と栄養

　次に運動と栄養をみてみましょう。

　「睡眠障害対処12の指針」によれば，指針6に挙げられている「規則正しい3度の食事，規則的な運動習慣」は睡眠問題への対処であると同時に，それぞれが重要なレジリエンスの要素として位置づけられています。

　運動習慣をもつことやバランスの取れた食事をとることが心身の健康によいという主張は経験的にも納得のいく人は多いでしょう。睡眠と同様に，「走

表 4-7　睡眠障害対処 12 の指針（内山，2012 ／ 2019）

1 **睡眠時間は人それぞれ，日中の眠気で困らなければ十分。**
　睡眠の長い人，短い人，季節でも変化，8時間にこだわらない
　歳をとると必要な睡眠時間は短くなる

2 **刺激物を避け，寝る前には自分なりのリラックス法**
　就寝前4時間のカフェイン摂取，就寝前1時間の喫煙は避ける
　軽い読書，音楽，ぬるめの入浴，香り，筋弛緩トレーニング

3 **眠たくなってから床に就く**
　眠ろうとする意気込みが頭をさえさせ寝つきを悪くする

4 **同じ時刻に毎日起床**
　早寝早起きでなく，早起きが早寝に通じる
　日曜に遅くまで床で過ごすと，月曜の朝がつらくなる

5 **光の利用でよい睡眠**
　目が覚めたら日光を取り入れ，体内時計をスイッチオン
　夜は明るすぎない照明を

6 **規則正しい3度の食事，規則的な運動習慣**
　朝食は心と体の目覚めに重要，夜食はごく軽く
　運動習慣は熟睡を促進

7 **昼寝をするなら，15時前の20〜30分**
　長い昼寝はかえってぼんやりのもと
　夕方以降の昼寝は夜の睡眠に悪影響

8 **眠りが浅いときは，むしろ積極的に遅寝・早起きに**
　寝床で長く過ごしすぎると熟睡感が減る

9 **睡眠中の激しいイビキ・呼吸停止や足のぴくつき・むずむず感は要注意**
　背景に睡眠の病気，専門治療が必要

10 **十分眠っても日中の眠気が強い場合は専門医に**
　長時間眠っても日中の眠気で仕事・学業に支障がある場合は専門医に相談
　車の運転に注意

11 **睡眠薬代わりの寝酒は不眠のもと**
　睡眠薬代わりの寝酒は，深い睡眠を減らし，夜中に目覚める原因となる

12 **睡眠薬は医師の指示で正しく使えば安全**
　一定時刻に服用し就床
　アルコールとの併用をしない

る」「筋トレをする」「美味しいものを食べる」などはコーピングとして多く挙げられます。それぞれ，気分を改善させたり，睡眠の質を改善させたりすることを通して，不調な状態からの回復に機能しているのでしょう。

　ではもう少し踏み込んで，現時点で明らかにされている運動や栄養のレジリエンスとしての側面をみてみましょう。

　運動に関しては，有酸素運動が主に不安や抑うつを軽減し，認知機能や脳機能を向上させる効果を有していることが明らかにされています（Southwick & Charney, 2012）。また，軽度から中程度のうつ病の治療について，運動は抗うつ薬と同等の効果があることや将来のうつ病の発症を予防する可能性があることも示唆されています。この背景にあるメカニズムとしては，定期的な有酸素運動によって神経可塑性[10]や神経新生[11]に関連する遺伝子の発現が促されることや，ストレス反応としてのHPA軸（➡ p.76）を調節することが考えられています。

　では，運動習慣がある，とはどのような状態を指すのでしょうか。厚生労働省が毎年出している国民健康・栄養調査では，「運動習慣がある」とは，「1回30分以上の運動を週2回以上実施し，1年以上続けていること」と定義づけられています（厚生労働省，2019）。

　同調査によると，運動習慣のある者の割合は2019年時点で男性は33.4%，女性は25.1%となっており，10年間の変化をみると女性が減少傾向にあることがわかります。成人の多くは運動習慣を身につけていないということです。これまで運動習慣が全くなかった人にとっては，この状態をすぐに実現することは難しいでしょうから，できる範囲で日々の生活の中に，身体活動を取り入れていくとよいでしょう。

　次に栄養についてです。食事・栄養がメンタルヘルスに及ぼす影響は，近年の栄養精神医学の発展により明らかにされつつあります。特に精神疾患の

---

[10] 神経可塑性：脳内の神経細胞間が，機能的・構造的に変化する性質。
[11] 神経新生：新しい神経細胞が生まれる現象。

予防や治療経過における食事・栄養の観点からのアプローチは，安全性の高さから妊婦，子ども，高齢者，身体疾患患者という幅広い対象に受け入れられやすいという利点があり（松岡，2014），この研究領域に高い期待が寄せられています。

　食事パターン[12]とうつ病リスクの関連を検討した21編の論文を分析対象としたメタアナリシスの結果から，果物，野菜，全粒穀物（精白していない穀物），魚，オリーブ油，低脂肪乳製品を多く摂取するパターンがうつ病リスクを有意に下げることが明らかになりました（オッズ比[13]：0.64）（Li et al., 2017）。

　この中で，特に魚に関しては日本における研究蓄積も多くあり，その一つに長野県佐久市の地域住民1,181名のデータを活用して検討した研究（Matsuoka et al., 2017）があります。20年以上追跡されているコホート研究[14]の参加者を対象として，魚介類・オメガ3系脂肪酸摂取量[15]とうつ病リスクの関連を分析しました。魚介類・オメガ3系脂肪酸摂取量の多寡に応じて4群に分け，群間の比較をしました。

　その結果，1日に57g魚を食べる群（摂取量が一番少ない群）と比較して，1日に111g魚を食べる群（2番目に摂取量が多い群）の方が，うつ病のリスクが低くなるという結果になりました。つまり，摂取すればするほどリスクが下がるわけではなく，ある量ではリスクが下がり，それ以上摂取すると影響がみられなくなることがこの結果からわかったのです。

　その後，うつ病に対するオメガ3系脂肪酸の介入研究のメタアナリシスの

---

[12] 食事パターン：いろいろな食品を組み合わせたり，栄養学的知見からの特徴（エネルギー比率や主要な栄養素量）に配慮して，料理の組み合わせること。
[13] オッズ比：ある事象の起こりやすさを2つの群で比較したもの。オッズとは，「見込み」のことで，ある事象が起きる確率 p の，その事象が起きない確率（1 − p）に対する比を意味します。
[14] コホート研究：分析疫学と呼ばれる研究における手法の一つ。ある共通の要因を持つ集団を追跡し，病気の発生や健康状態の変化などを観察して，調査時点で仮説として立てていたさまざまな要因との関連を明らかにしようとする研究のこと。
[15] オメガ3系脂肪酸は，多価不飽和脂肪酸に属していて，EPA や DHA は，脂肪が多い魚（例えば，サケ，マグ，マスなど）や甲殻類（例えば，カニ，ムール貝，カキなど）の海産物に含まれています（厚生労働省『「総合医療」に係る情報発信等推進事業』より）。

結果を受けて，国際栄養精神医学会は，2019年に「うつ病診療におけるオメガ3系脂肪酸使用に関するガイドライン」を策定（Guu et al., 2019）し，表4-8のような内容をまとめています。私たちの心と体を支えている食事や栄養についても，睡眠や運動と同様に意識を向けるとよいでしょう。

　このようにレジリエンスを生物学的・社会的・心理的に多面的に捉える視点は，エンゲル（Engel, G., 1977）が人間を総合的・多元的にみる医学観として提唱した「生物─心理─社会モデル（bio-psycho-social model）」につながります。ある人の抱えている問題を3つの要素の有機的なつながりの中で捉え，本人含め周囲の人々が関わっていくことで回復や成長に向けたレジリエンスのプロセスが促進されることでしょう。

　また，レジリエンスの養成という観点からは，OECD（Organization for Economic Cooperation and Development：経済協力開発機構）において進められてきたEducation2030プロジェクト[16]の一環として行われたカリキュラムが重要な示唆を与えています。多くの国のカリキュラムにおいてレジリエンスといった要素が教育の目標として挙げられていることが明らかにされ

表4-8　うつ病診療におけるオメガ3系脂肪酸使用に関するガイドライン(松岡, 2021)

・うつ病治療においてオメガ3系脂肪酸の摂取を推奨する場合，臨床診断，身体状態，尺度を用いた精神病理学的評価のための面接を実施する

・高純度EPAまたはEPA／DHA比が2以上の両者が有効であり，推奨投与量は，EPAとして1日1〜2gとする

・オメガ3系脂肪酸サプリメントの専門的知識に乏しい場合は，同サプリメントの医薬品処方を検討する

・発現する可能性がある副作用(軟便・げっぷ)のモニタリング，包括的な脂質代謝の検査を実施する

・妊婦，小児，高齢者のうつ病治療，高リスク集団の予防にオメガ3系脂肪酸を使用することに策定委員会でコンセンサスが得られた

・オメガ3指数(赤血球中EPA+DHA(%))低値または炎症マーカー高値のうつ病に対するオメガ3系脂肪酸使用は，今後の研究課題

ています（白井，2020）。我が国の初等中等教育の教育現場においても，その重要性が謳われ，教育手法の開発へと応用が進められていることから（文部科学省，2014），今後ますます注目されていくことでしょう。

　私たちに元々備わっている生体反応やそれを支える要素は，ストレスやレジリエンスとして名づけられました。今後もこの分野の研究は，広がりをもって精力的に進められていくことが期待されています。それらの科学的知見を受け止め，教育や医療の現場で活かしていくときに，各々の要素は私たちに元々備わっているものであるという視点をもっておくことは，他者との関わり方を考える場面だけではなく，自分自身と向き合う際にも大切です。

　さて，ここまで学んできた皆さんに，全体を振り返っていただきたいと思います。どのような気づき・発見がありましたでしょうか（➡ワーク⑧）。

　授業では，最終回に 4 〜 5 人でグループを形成し，学んだことや講義を受講したことのない人に伝えたいことなどをまとめ，発表する機会を設けています。学んだことを自分の言葉で他者に伝えることを通して，より深い理解につながっていくことでしょう（➡コラム 9）。

ワーク⑧　学んだことを自分の言葉でまとめる

1. 個人ワーク：これまで学んできた「ストレス心理学」を振り返り，「私たちが今できること」や「本講義を受講したことのない人に伝えたいこと」をまとめてみましょう。
2. グループワーク：4 〜 5 人組でグループを形成し，個人ワークで考えた内容を共有し，「ストレス対策 3 か条」「ストレスを知らないあなたに伝えたい 3 つのこと」などと題して，まとめます。
3. グループごとに考えたことを発表します。

---

[16] OECD Education2030 プロジェクトは，2030 年という，より VUCA（volatile, uncertain, complex, ambiguous；予測困難で不確実，複雑で曖昧）な時代になることが予測される近未来において必要となる力を検討し，その構成要素を明らかにしています。そして，その構成要素を発達段階に応じて育成することの重要性が指摘されています（白井，2020）。

コラム9　理系学生が考えるストレス対策例とは

　講義では，最終回にこれまでの学びを通して伝えたいストレス対策についてグループワークを行い，各グループから発表してもらう，というワークを実施しています。ある年の最終回には，「レジリエンスを高める理科教育」という内容で発表を行ったグループがありました。

　いったいどういう内容になるのだろうか，と興味津々で聞いていると，理科教育はレジリエンスを高める要素が含まれていて，もっとそれに気づいて，活かしていこう，という趣旨でした。理科教育の中で重要な位置づけとなる「実験」は，物事をさまざまな視点で見る力を育成でき，レジリエンスの要素である認知的柔軟性に繋がる経験であると力説していました。実験で思うように結果が導かれなかったとき，その現象を異なる視点から見直してみたり，実験条件を変更して，再度実験を行ったりするなど，試行錯誤を繰り返しながら進めます。このプロセスが非常に重要で，これを繰り返し経験することが科学的な思考を支える基盤となるものであり，理系の学生の多くは日々そのような経験をしている，と。しかし，それがレジリエンスに繋がることに気づいていないのはもったいない，理系学生こそレジリエンスを高める環境におかれている！ということを伝えてくれました。

　アメリカ心理学会の機関紙『Monitor on Psychology』では，共感（empathy）をテーマにした記事の最後で次のように締めくくられていました。科学者としての経験を日常生活にも活かしていくという内容は，まさにここで取り上げられたこととつながるものです。

　「科学者として私たちは，自分の思い込みを疑って，他の解釈ができないか検討することを常としています」とホッジス氏は言う。「私たちは，日常の中でもそうすべきだと思うのです」（Abramson, 2021　筆者訳）

引用・参考文献

飛鳥井望（監修）（2007）PTSD とトラウマのすべてがわかる本　講談社

安克昌（1996）　心の傷を癒すということ　KADOKAWA

伊角彩・土井理美・藤原武男（2019）小児期逆境体験の影響に関する疫学研究　精神医学, 61（10）, 1179-1185.

内山 真・睡眠障害の診断・治療ガイドライン研究会（編）（2012 ／ 2019）睡眠障害の対応と治療ガイドライン　じほう

大澤香織（2019）急性ストレス障害・PTSD　日本健康心理学会（編）健康心理学事典　丸善出版

外傷後ストレス関連障害に関する研究会・金吉晴（編）（2006）心的トラウマの理解とケア　第 2 版　じほう

熊野宏昭（2011）マインドフルネスそして ACT へ：二十一世紀の自分探しプロジェクト　星和書店

国立精神・神経医療研究センター，ケア・宮城，公益財団法人プラン・ジャパン（2012）心理的応急処置（サイコロジカル・ファーストエイド：PFA）フィールド・ガイド

白川美也子（監修）（2019）トラウマのことがわかる本　講談社

西大輔（2021）　トラウマインフォームドケアをもっと知るために：TIC ガイダンス（https://traumalens.jp/wp-content/uploads/2021/05/210331_tic_guidance.pdf）2021/9/28 アクセス

野坂祐子（2019）トラウマインフォームドケア 日本評論社

フォア，E.B.・ヘンブリーロスバウム，E.A.・ヘンブリー，E.A.（著）金 吉晴，小西聖子（監訳）（2009）PTSD の持続エクスポージャー療法. 星和書店.（Foa, E., Hembree, E., Rothbaum, B.（2007）Prolonged exposure therapy for PTSD. Oxford University Press, NY.）

ファンデンボス，G.R.（監修）　繁桝算男・四本裕子（監訳）（2013）APA 心理学大辞典　培風館

元村直靖（2019）認知行動療法と心的外傷からの回復　日本保健医療行動科学会雑誌, 34（1）, 29-32.

American Psychiatric Association（2013）Diagnostic and statistical manual of mental disorders（5th ed.）, American Psychiatric Association.（日本精神神経学会日本語版用語監修, 高橋三郎・大野裕監訳（2014）DSM-5 精神疾患の分類と診断の手引　医学書院）

APA（2009）The road to resilience.（https://www.apa.org/practice/programs/

campaign/secure/road-resilience/resilience-brochure.pdf) 2021/11/18 アクセス

APA (2017) Clinical Practice Guideline for the Treatment of Posttraumatic Stress Disorder (PTSD) in Adults. (https://www.apa.org/ptsd-guideline/ptsd.pdf) 2021/10/15 アクセス

Felitti, M. D., Anda, R. F., Nordenberg, M. D. et al (1998) 'Relationship of childhood abuse and household dysfunction to many of the leading causes of death in adults: The Adverse Childhood Experiences (ACE) Study' American Journal of Preventative Medicine.14.

Guu, TW, Mischoulon, D., Sarris, J., Hikholm, J., McNamara R., Hamasaki, K., Freeman, H.P., Maus, M., Matsuoka, Y., Belmaker, R.H., Jacta, F., fariante. C, Berk, M., Han, W., Su, XP. (2019) International Society for Nutritional Psychiatry Research Practice Guidlines for Omega-3 Fatty Acids in the Treatment of Major Depressive Disorder. Psychotherapy and Psychosomatics, 88, 263-273.

Karam, E. G., Friedman, M. J., Hill, E. D., Kessler, R. C., Mclaughlin, K. A., Petukhova, M., Sampson, L., Shahly, V., Angermeyer, M. C., Bromet, E. J., De Girolamo, G., De Graaf, R., Demyttenaere, K., Ferry, F., Florescu, S. E., Haro, J. M., He, Y., Karam, A. N., Kawakami, N., … Koenen, K. C.. (2014). CUMULATIVE TRAUMAS AND RISK THRESHOLDS: 12-MONTH PTSD IN THE WORLD MENTAL HEALTH (WMH) SURVEYS. Depression and Anxiety, 31 (2), 130-142. https://doi.org/10.1002/da.22169

Kawakami, N., Tsuchiya, M., Umeda, M., Koenen, K.C., & Kessler, R.C. (2014) Trauma and posttraumatic stress disorder in Japan: results from the World Mental Health Japan Survey. Journal of psychiatric research, 53, 157−165.

Matsuoka, Y, Sawada, N., Mimura, M., Shikimoto, R., Nozaki, S., Hamazaki, Ucatomi,Y,,Tsugane,S. (2017) Dietary fish,n-3polyunsaturated fatty acid consumption, and depression risk in Japan: a population-based prospective cohort study. Translational psychiatry, 7 (9),e1242.

Seligman, M. E. P., Steen, T. A., Park, N., & Peterson, C. (2005). Positive Psychology Progress: Empirical Validation of Interventions. American Psychologist, 60 (5), 410− 421.

Shapiro, F. (1995) Eye movement desensitization and reprocessing (EMDR) : Basic principles, protocols, and procedures. Guilford Press, New York.

Watson, J. B., & Rayner, R. (1920). Conditioned emotional responses. Journal of

Experimental Psychology, 3, 1-14.

World Health Organization, War Trauma Foundation and World Vision International (2011). Psychological first aid: Guide for field workers. WHO: Geneva.（訳：（独）Asukai N, Saito A, Tsuruta N, Kishimoto J, Nishikawa T.（2010）Efficacy of exposure therapy for Japanese patients with Posttraumatic stress disorder due to mixed traumatic events: a randomized controlled study. Journal of Traumatic Stress 23（6）: 744-750.

Karam, E. G., Friedman, M. J., Hill, E. D., Kessler, R. C., Mclaughlin, K. A., Petukhova, M., Sampson, L., Shahly, V., Angermeyer, M. C., Bromet, E. J., De Girolamo, G., De Graaf, R., Demyttenaere, K., Ferry, F., Florescu, S. E., Haro, J. M., He, Y., Karam, A. N., Kawakami, N., … Koenen, K. C.. (2014). CUMULATIVE TRAUMAS AND RISK THRESHOLDS: 12-MONTH PTSD IN THE WORLD MENTAL HEALTH (WMH) SURVEYS. Depression and Anxiety, 31（2）, 130-142. https://doi.org/10.1002/da.22169

あとがき

　私はストレスに魅せられて，ストレスに関する研究活動を続けてきました。ストレスに魅せられるなんて，言葉の使い方を間違っているのではないかと思われた方もおられることでしょう。事実，ある講演会でこのタイトルを提案したところ，「本当にこのタイトルでよいですか？」と確認されたことがあります。「ストレスはないに越したことはないもので，いかに軽減できるか」は多くの人にとっての関心事でしょう。しかし，ストレスを単に悪いものと決めつけてしまい，目を逸らしてしまうことで何か重要なものを見落としてしまうことにならないでしょうか。私は，ストレスを通して，さまざまな気づきを得てきました。自分自身を知ることはもちろんのこと，他者を理解すること，現代社会を理解することにもつながりました。

　私にとって初めてのストレス研究は，学部4年生のときに取り組んだ「大学生の試験期ストレス過程」に関する卒業研究でした。定期試験は，大学生にとってストレスフルな体験（ストレッサー）として常に上位に位置づけられ，それは私の学生時代に限らず，現在の大学生にとっても同様です。むしろ，現在の方が私の学生時代よりも，よりストレスフルに感じている学生が多いかもしれません。試験を前にして，緊張感や不安感が高まったり，眠れなくなったり，お腹が痛くなったり，さまざまな反応が私たちの心と体には現れます。これらの反応はストレスを感じている多くの人に，ある程度共通して認められる反応である一方，その程度は人それぞれであることを私たちは経験的に知っています。また，中にはそもそも試験期にストレスを感じていない人もいることでしょう。つまり，ストレスには反応としての共通性がある一方で，ストレスとなりうるかは個々人にとって異なるという独自性があることに気づきます。後者の独自性は，自分ならではであることから，なぜ他の人にとってストレスとならないものが自分にはストレスとなるのか，を考えるきっかけとなることでしょう。このように，ストレスのもつ共通性

と独自性に注目していくとストレスの理解が深まります。

　卒業研究でストレス研究に従事して以来，大学院の修士課程，博士課程，博士課程在籍中の留学時代，さらに就職先の研究所や大学でストレスのさまざまな側面をみてきました。留学先は，現在世界中で使用されているストレス課題のゴールドスタンダードと呼ばれる Trier Social Stress Test（TSST）を開発した研究室で，双生児研究のプロジェクトに立ち上げから参画する機会を得ました。その研究プロジェクトではストレス反応に及ぼす遺伝的要因と環境要因の影響が明らかにされました。その後，就職した研究所では心的外傷後ストレス障害（PTSD：posttraumatic stress disorder）の病態や回復メカニズムを実験心理学の手法を用いて検討し，トラウマの理解を深めてきました。本書では，これまでの私自身のこれらの学びがさまざまな形で取り入れられています。

　最初に述べたように，本書は，ストレスを問い直すきっかけを提供することを最大の目的としていますが，もう一つどうしても触れておきたいことがあります。それは，私がストレスに魅せられて研究を進めてきた際のお供として測定し続けてきたコルチゾールというホルモンについてです。コルチゾールはストレスホルモンと呼ばれることが多く，最近では，テレビのバラエティ番組でも取り上げられるほど有名になったホルモンです。

　私が学生だった時代にはメディアで取り上げられることなどなかったため，隔世の感があります。しかし，その取り上げられ方が，「ストレスは悪いもの」という言説と同じように，「コルチゾールは悪いもの」と固定化されていて，コルチゾールの悪者扱いが目に余るのです。コルチゾールは私たちの生命維持に欠かせないホルモンです。代表的な生理的作用には，糖新生により血中ブドウ糖を増加させる抗ストレス作用や抗炎症作用などが挙げられます。詳細は専門書に譲りますが，私はコルチゾールの名誉を挽回したいという気持ちがあります。例えば，コレステロールという成分も，コルチゾールと同じように，体に悪いものとして扱われていました。しかし，体内で重要な役割を担っていることがわかり，正しい知識が広まったことで，少しず

つ人々の認識が変わっていったのです。コルチゾールに対しても同じように，正しい理解が進むことを強く願っています。さらに一歩進めて，ある対象を理解しようとするときに，その対象によい悪いというラベルづけをし，物事を単純化しようとする私たちの認知的傾向をたまには疑ってみる，そういう姿勢も大事なことではないでしょうか。

　最後に，本書の執筆と出版にあたって，多くの方の指導や支援をいただいたことに心より感謝と御礼を申し上げます。

　すべての方のお名前を挙げることはできませんが，私にとって初めての単著となる機会をくださった，元岩崎学術出版社の塚本雄一さん，そして，本書の編集を担当くださり，出版まで伴走いただき，多くの人に届く言葉を一緒に考えてくださった岩崎学術出版社の前川千亜理さん，講義を通して出会い，ストレスへの理解を一緒に深めてくれた受講生の皆さんにこの場を借りて感謝の意を表します。

2022 年 8 月　永岑　光恵

さくいん

148

著者紹介

永岑光恵（ながみね　みつえ）

東京工業大学リーダーシップ教育院 / リベラルアーツ研究教育院 / 環境・社会理工学院准教授

1997年，東京女子大学文理学部心理学科卒業。1999年3月，東京工業大学大学院社会理工学研究科人間行動システム専攻修士課程修了。同年10月，ドイツ学術交流会（DAAD）奨学生として，ドイツ連邦共和国トリア大学心理生物学・心身医学研究所に留学。2002年，東京工業大学大学院社会理工学研究科人間行動システム専攻博士課程修了。博士（理学）。2002年4月から国立精神・神経センター精神保健研究所成人精神保健部（現：国立精神・神経医療研究センター精神保健研究所行動医学研究部）にて客員研究員，流動研究員，リサーチレジデント等を経て，2008年10月から2016年3月まで防衛大学校人間文化学科准教授。2016年4月から東京工業大学リベラルアーツ研究教育院 / 環境・社会理工学院准教授。2022年4月より現職。

研究室のHP　「ストレスを知り，活かす！」
https://www.shs.ens.titech.ac.jp/~nagamine/jp
教員インタビューのHP「ストレスに防災，だれにとっても身近な学問，それが心理学」
https://educ.titech.ac.jp/ila/news/2020_01/058584.html

はじめてのストレス心理学

ISBN978-4-7533-1207-8

著者

永岑 光恵

2022 年 9 月 15 日　第 1 刷発行

印刷 広研印刷(株)／製本 (株)若林製本工場
発行所　(株)岩崎学術出版社
〒101-0062　東京都千代田区神田駿河台3-6-1 菱和ビルディング2F
発行者　杉田　啓三
電話 03(5577)6817　FAX 03(5577)6837
©2022　岩崎学術出版社
乱丁・落丁本はおとりかえいたします　検印省略

レジリエンス：人生の危機を乗り越えるための科学と 10 の処方箋
S・M・サウスウィックほか著　森下愛訳　西大輔／森下博文監訳
トラウマ・サバイバーたちの語りを裏打ちする疫学的・生物学的な研究成果

レジリエンスを育む──ポリヴェーガル理論による発達性トラウマの治癒
K・L・ケイン／S・J・テレール著　花丘ちぐさ／浅井咲子訳
トラウマを癒す神経系のレジリエンスと調整

こころって，何？──芥川賞作家と精神科医によるこころの対話
三田誠広／池田健著
人のこころとそれを取り巻く社会について作家と精神科医が熱く語り合う

自我状態療法実践ガイド
G・エマーソン著　福井義一監訳
トラウマ・ケアに必須のアプローチを詳述

ソマティック IFS セラピー
S・マコーネル著　花丘ちぐさ監訳
実践における気づき・呼吸・共鳴・ムーブメント・タッチ

内的家族システム療法スキルトレーニングマニュアル
F・G・アンダーソンほか著　浅井咲子／花丘ちぐさ／山田岳訳
不安，抑うつ，PTSD，薬物乱用へのトラウマ・インフォームド・ケア

虐待・いじめ・不登校の交流分析──親子と教師に役立つ心理学
江花昭一著
具体的なケースに基づき防止から支援までこの 1 冊で

こころを使うということ──今求められる心理職のアイデンティティ
藤山直樹／笠井清登編著
治療の共同創造の実際を体感できるエッセンスを採録

「心の力」の鍛え方──精神科医が武道から学んだ人生のコツ
大野裕著
武道の心から学ぶ，ストレスに負けない強い心